Par où commence le corps humain

Retour sur la régression

PETITE BIBLIOTHÈQUE DE PSYCHANALYSE
Collection dirigée par Jacques André et Jean Laplanche

Pierre Fédida

Par où commence le corps humain

Retour sur la régression

Presses Universitaires de France

Ont déjà fait l'objet de publications, les chapitres suivants, ici modifiés et augmentés :

« Le mouvement de l'informe », d'abord publié dans *La part de l'œil*, 10, 1994.

« Par où commence le corps humain », in *Le fait de l'analyse*, n° 5, 1998.

« Du primitif », in *L'inactuel*, n° 2, 1999.

« L'angoisse aux yeux », in *Cliniques Méditerranéennes*, n° 51-52, 1996.

« L'interprétation et son acte de meurtre », in *L'inactuel*, n° 3, 1999.

« Ce peu de temps à l'état pur », n° 1, in *L'inactuel*, 1998.

ISBN 978-2-13-050680-5

Dépôt légal – 1re édition : 2000, décembre
2e édition, 2e tirage : 2012, janvier

6, avenue Reille, 75014 Paris

Introduction

Pourquoi ce retour sur la régression ?

Le présent *essai* a pour objet de répondre à cette question en se donnant différents angles de vue à partir desquels j'ai cherché à renouveler l'approche d'une problématique relativement peu reprise par la littérature psychanalytique depuis une quarantaine d'années. On constate, en effet, que nombre de contributions traitent de la régression dans les années soixante et que la notion jugée soit psycho-biologique et trop évolutionniste, soit insuffisamment spéculative (au regard de la métapsychologie), soit enfin faiblement descriptive, n'apporte guère d'idées imaginatives nouvelles dans la pratique technique de l'analyse et de la psychothérapie.

On pourrait de même comprendre que la notion de régression ne dispose plus de la même faveur chez les analystes en raison de l'attention portée aux cas réputés difficiles dont la compréhension technique complexe ne saurait se satisfaire d'une référence temporelle trop systématiquement simplifiée par sa connotation développementale. Et s'il est signifié que le patient emprunte dans ses symptômes des expressions par trop régressives, ce sont des comportements qui se trouvent principalement désignés et non pas le *matériau psychique* tel que l'analyste vient à en connaître *contre-tranférentiellement* au décours du traitement. En ce sens, par exemple, l'objectivation des conduites alimentaires ou sexuelles, des comportements de sommeil, l'apragmatisme, les états de négligence corporelle, les liens symbiotiques ou encore les expressions addictives de la vie affective, sont particularisés comme des expressions de régression-fixation de la libido à des « stades » dont le repérage nominaliste conduit à méconnaître la fonction du paradigme de la sexualité infantile. À moins que les changements intervenus grâce au maniement des transferts chez les patients présentant de graves carences et des troubles profonds de la personnalité ouvrent désormais à la connaissance de processus « communicationnels » que l'on appellerait globalement de nature régressive en visant ainsi des modalités plutôt topiques que formelles du matériau onirique ou délirant des expressions symptomatiques du comportement. Auquel cas, l'intérêt se porte bien plus sur la plasticité des *formes* et de leur créativité d'images que sur les symptômes de la régression.

Dans son *Introduction à l'œuvre de Mélanie Klein*, Hanna Segal rappelle que « lorsqu'on observe le comportement des nourrissons, plus ils sont petits, plus l'interprétation en est difficile ». Et elle ajoute que « l'introspection de l'adulte qui l'observe » est d'autant plus difficile que le vécu du nourrisson, considérablement troublé par des phénomènes pathologiques, en est distant. Hanna Segal poursuit : « De plus, on sait que dans la maladie psychologique se produit une régression, non pas à une phase de développement normale en elle-même, mais à une phase où étaient présents des troubles pathologiques empêchant le développement et constituant des points de fixation. » Si Mélanie Klein a autant insisté sur le *modèle psychopathologique* de l'observation, c'est précisément en raison de cette nécessité de renoncer à une représentation du développement normal et de se laisser transformer par des manifestations de la régression telles que l'inférence habituelle de la compréhension psychologique est mise en défaut. Il faut, dit-elle, se placer analytiquement là où sont à l'œuvre des mécanismes pathologiques d'identification projective (éclatement et désintégration en fragments parcellaires projetés sur l'objet et le désintégrant à son tour). L'observation du bébé dans ses interactions critiques – souvent cataclysmiques – est, pour le clinicien, une ressource de perception et d'imagination des « objets bizarres » (Bion). C'est à cette condition que, dans le travail avec les adultes, l'analyste peut se donner les moyens d'avoir accès *dans la parole entendue* à des formations imaginaires d'autant plus violentes qu'elles sont généralement discrètes dans le silence du langage et qu'elles témoignent de très puissantes détresses maintenues encloses – à l'état d'enclaves autistiques – par l'échec des inférences compréhensives de l'adulte. Ce qui faisait dire à Lacan, en 1954, que « cette régression n'est pas réelle » : elle appartient à la triade « frustration-agressivité-régression », et sa reconnaissance dans l'analyse dépend, pour ainsi dire, du désistement et de l'éclatement du moi de l'analyste.

Retour donc sur la régression. En cette époque où on voudrait aujourd'hui faire croire que l'efficacité thérapeutique passe par la communication inter-subjective délaissée par Freud au bénéfice de paradigmes tels que le symptôme, le rêve et le transfert, il est vrai que les notions de *régression-fixation*, de *mémoire régressive du transfert*, de *processus hallucinatoires du fantasme*, de *construction/délire*, d'*actions d'images dans l'interprétation* passeraient aisément pour des références attardées à la théorie freudienne de l'inconscient. On comprend d'autant mieux qu'une revendication d'œcuménisme doctrinal de la psychanalyse commande de se débarrasser d'abord d'une métapsychologie freudienne jugée scientifiquement obsolète et d'une pratique technique condamnée pour son onéreuse lenteur et son efficacité trop aléatoire. C'est pourtant sous-estimer complètement la liberté créatrice de l'œuvre freudienne et la fécondité de ses modèles et de leur plasticité spéculative sans cesse sollicitée par la pratique clinique. Un retour sur la régression n'impose pas autre chose que de reconnaître la valeur heuristique des propositions freudiennes et d'accepter de les faire dériver et s'enrichir par l'apport renouvelé de l'expérience et de la pratique. C'est du moins ce qu'on devrait pouvoir faire admettre au préalable.

Mais on ne saurait évidemment s'en tenir là. Car s'il est, par exemple, significatif qu'en mettant l'accent sur les pathologies graves de la personnalité (états-limites, troubles narcissiques, comportements addictifs...) on implicite l'existence de processus régressifs et on rapporte éventuellement ceux-ci à des formations primitives ou archaïques de la vie psychique ou à des carences vitales, on ne dit généralement rien des *conditions dans lesquelles l'analyste travaille et communique avec son patient.* Le déplacement d'une problématique sur la régression devrait donc pouvoir entraîner cette question : *selon quelles modalités peut se penser la régression chez l'analyste de telle sorte que soit rendue possible cette régression par laquelle*, selon Balint, *le patient se donne accès, en toute confiance, à sa vie psychique dans ce qu'elle a de plus angoissant* ? En vérité, le déplacement de cette problématique reconduit assez directement à des questions sur l'analyse et la formation de l'analyste ainsi qu'à une interrogation tout à fait centrale sur l'activité de l'analyste dans la cure et sur les conditions de cadre pour une telle activité.

Il est, de ce point de vue, très remarquable que la « seconde règle fondamentale » formulée par S. Ferenczi se soit amplifiée dans son principe au point de ne pas seulement signifier qu'*il faut avoir été analysé pour pouvoir devenir analyste d'un patient*, mais que *l'analyse de l'analyste – toujours continuée par sa pratique quotidienne – doit être allée aussi loin et aussi profondément que possible afin de favoriser chez le patient l'accès au matériau primitif de sa vie psychique.* Pareille formulation reste, certes, assez normative et formelle. Elle tient cependant pour essentielle, comme le notait Winnicott, la perception endo-psychique des transformations que l'analyste reçoit et avec lesquelles il œuvre dans son activité interne auprès de son patient. Il ne suffit pas, en effet, de rappeler que la régression dans la cure dépend du cadre mis en place et de la qualité de l'attention subjective et inter-subjective portée par l'analyste au matériel du patient, il doit être précisément tenu compte du matériau psychique dont il se sert pour écouter, construire, interpréter.

Dans les différents chapitres du développement qui suit, l'une des thématiques récurrentes est celle de l'*autisme.* C'est, en effet, le paradigme clinique qui engage le plus fortement aujourd'hui ce retour à des formes-substances du matériau psychique et c'est – distinctement de la référence à la psychose – le chemin du retour sur la régression.

Dans le chapitre 22 des *Conférences d'introduction à la psychanalyse* (1915-1917), Freud revient sur la « tendance des processus biologiques à la variation » et note qu'« il peut arriver que toutes les phases préparatoires ne soient pas correctement parcourues et entièrement dépassées ». La régression – qui ne saurait donc se concevoir sans la *fixation* – permet donc d'imaginer les formes originales que viennent à prendre des organes du fait de leur déplacement. « Chez les mammifères supérieurs, les glandes germinales qui, à l'origine, sont situées dans la profondeur de la cavité abdominale, subissent à un moment donné de la vie intra-utérine, un déplacement *(Wanderung)* qui les transporte presque immédiatement dans la peau de la partie terminale du bassin. » Des observations semblables valent, nous dit Freud, pour les cellules nerveuses qui « émigrent de la moelle épinière pour venir se placer le long du trajet radicalaire des nerfs ».

Le *courant continu de la vie* ne saurait être décomposé par l'artifice des stades de développement : la régression est l'imagination que se donne le vivant, de ce courant continu. Et semblable imagination fait appel à des déplacements de lieux et des dyschronies qui concernent, dans la vie, les tendances sexuelles *(Sexual Strebungen)*.

« En ce qui concerne chaque tendance sexuelle, il est à mon avis possible que certains de ces éléments se soient attardés à des phases de développement antérieures alors que d'autres ont atteint le but final. La *fixation* est donc le fait qu'une tendance partielle se soit ainsi attardée en cours de développement. Et la régression proprement dite *(rückläufige Bewegung)* est ce retour des éléments avancés à une phase antérieure. »

Autant est-il difficile de se prononcer sur la provenance de la fixation, autant on peut dire que plus la névrose est tardive (comme dans le cas de la névrose de contrainte) plus la régression à la fixation est précoce et sévère.

Il y a toute chance que le *lieu de fixation* se situe *avant le langage* et que – dans le cas où la névrose de contrainte (la plus tardive des névroses de transfert au regard de l'évolution) – la violence dont témoignent les symptômes sadiques de maîtrise révèle une intériorisation de l'angoisse infantile de réalité tandis que les acquisitions ultérieures (pensée et langage) tentent d'épargner au moi l'anéantissement dans la régression.

Les considérations de Freud sur la régression sont loin de pouvoir rendre celle-ci de l'ordre d'un concept vague, banalisable. Certes sa préoccupation est-elle alors – *dans la métapsychologie* – de rendre compte des mouvements contraires dans le cours du développement et de l'évolution. Mais ce qui compte avant tout, c'est l'*imagination* des formes (symptômes) et de leur localisation déplacée. Alors que le terme de régression a fait perdre à celle-ci sa réflexivité analytique, il est vrai que c'est dans le traitement analytique que l'on s'aperçoit de la complexité selon laquelle *s'observent* les manifestations de la régression.

Lorsqu'un analyste tente de communiquer des fragments de son travail avec son patient, il cherche généralement à restituer un matériel de séance qui comporte ce que le patient a exprimé et ce qu'il a « interprété ». Les propos ainsi communiqués peuvent prendre l'aspect d'inter-actions conversationnelles dont la lecture se doit de reconnaître les « niveaux » auxquels se présente l'*action psychique.* Mais il est vrai que la forme prise par la restitution du matériel ne laisse guère apparaître le *matériau* psychique porté par la parole entendue ainsi que par les mots prononcés. La matérialité du matériau psychique – celle d'un rêve ou d'un fantasme – n'est, en effet, pas seulement une production du patient mais elle procède pour l'essentiel de la *capacité hallucinatoire de l'analyste* dans la forme hypnoïde de son attention (flottante) et jusque dans la vivacité physique des paroles de l'interprétation.

Cette difficulté de *rendre le matériau* pose, notamment, le problème suivant.

Le matériel clinique tel qu'il peut être rapporté par le propos d'un analyste ne garantit pas la nature de *matériau psychanalytique* et ne suffit pas, en tout cas, à qualifier ce qui est *analytiquement clinique* non plus ce qu'on peut nommer « théorique » ou « métapsychologique ». L'hésitation qui viendrait à s'emparer d'un traducteur du *Material* freudien ne permettrait pas de décider aisément s'il s'agit de « matériel » ou de « matériau ». « Avec mon *Material*, écrit Freud à Fliess le 10 juillet 1893, j'ai de quoi m'occuper pendant deux ou trois ans. » Dans le contexte de la lettre, il s'agit clairement du matériel clinique des cas de neurasthénie. Dans son livre *Le matériau freudien* (Ramsay, 1987), Jean-Michel Rey fait justement remarquer que « le *Material* représente, dès les lettres à Fliess, ce qui vient à la rencontre de Freud, ce qui s'impose par son abondance, ce qui suscite l'attention du fait de sa répétition notamment, de sa fréquence. Dès le départ, donc, il y a, de ce point de vue, quelque chose de paradoxal : le *Material* est avant tout singulier, lié à un cas, à un contexte précis, mais, dans le même temps, il est susceptible de devenir l'indice – le révélateur – d'une certaine généralité (par laquelle, d'ailleurs, Freud se dit souvent débordé) » (p. 71). Aucun doute, dans ces conditions que la richesse vivante d'un matériel clinique recueilli – tout de même que pourraient l'affirmer l'ethnologue, l'historien, le critique d'une œuvre d'art ou le critique littéraire chacun dans son propre champ – ce n'est rien d'autre que le *recueil* de l'*observation curieuse* dont la mémoire semble ne pas suffire pour l'organiser et le « traiter ».

Dans la cure, l'analyste est-il débordé par son matériel ? Si tel était le cas, pourrait-on encore parler d'analyse ? Et si on constate bien une sorte d'inhibition de la théorie – en un sens la dissuasion que comporterait l'analyse de produire chaque fois une œuvre théorique en dépit de l'extraordinaire richesse du « symptôme » – cette substitution ne va-t-elle pas dans le sens d'une *opération de réduction du matériau au profit du matériel* ?

L'appel à la philologie est, comme on le sait, pour Freud cette ressource qu'accorde le matériau du rêve et sa symbolique. C'est à une telle recherche qu'il se livre précisément dans les *Leçons pour introduire la psychanalyse* avec le mot « matière » : « Notre mot allemand *Holz* (bois) doit être de la même racine que le grec μλπ qui signifie matière *(Stoff)*, matière brute *(Rohstoff)*. Mais le cas n'est pas si rare où un nom générique de matière est finalement réservé à une matière particulière. Or il existe dans l'Océan une île qui a pour nom Madeira. Ce nom lui a été donné lors de sa découverte par les Portugais parce qu'elle était couverte de forêts. *Madeira* signifie notamment dans la langue des Portugais, *bois*. Vous pouvez facilement reconnaître que *madeira* n'est rien d'autre que le mot latin à peine modifié de *materia* qui signifie en général matière *(Stoff)*. Materia est issu de *mater*, mère *(Mutter)*. La matière *(Stoff)* – ce dont quelque chose est fait – équivaut à sa part maternelle. Dans l'usage symbolique *(symbolische Gebrauch)* de bois pour femme, mère, survit cette ancienne acception » (GW. XI, 161-162).

La matière – *materia* – que le terme allemand de *Stoff* permet de bien entendre comme substance constitutive et donc comme *matériau*, est originairement en latin le « bois de construction » et donc littéralement ce *bois qui est le matériau de construction.*

Or toute communication analytique ne restitue le matériau que pour autant qu'elle parvient à porter témoignage de la régression transférentielle du patient *en étroite relation* avec les contenus régressifs de la vie psychique de l'analyste et la possibilité de celui-ci d'entrer en contact avec eux. L'analyste peut faire état des rêves et vécus fantasmatiques terrifiants où le patient exprime sa détresse d'être seul (rêves où l'appel se fait sans voix) ou encore le vécu d'une agonie psychique où le sentiment d'être vivant s'accompagne de l'impuissance à mourir. Nul ne douterait de la régression dont témoignent ces rêves et fantasmes. Mais ce qui importe le plus c'est la façon dont de tels vécus sont propres à ébranler l'assurance des représentations théoriques et à produire des *images* autochtones de l'anéantissement et de l'agonie. Cela n'est pas possible par la simple empathie mais suppose plutôt une véritable créativité des formes inédites de la psyché.

Dans son travail sur Margaret Little (non encore publié), Caroline Thompson a traité avec perspicacité de la régression dans la pratique analytique au regard de l'analyse des enfants. Elle souligne le rôle tout à fait majeur des contributions de Balint, Fairbain et Winnicott, notamment dans la compréhension dynamique de l'usage de la régression dans la construction de l'interprétation.

Ces contributions ne seront pas ici reprises mais c'est pourtant sur elles que l'on peut s'appuyer lorsqu'il s'agit de poser la question de l'accès de l'analyste au matériau régressif du transfert par la connaissance de sa propre expérience de la régression dans la cure avec le patient.

C'est pourquoi *l'informe* pourrait être dit le mouvement par lequel l'analyste perçoit et construit les formes de la régression.

Chapitre I

LE MOUVEMENT DE L'INFORME

> « Un dictionnaire commencerait à partir du moment où il ne donnerait plus le sens mais les besognes des mots. Ainsi *informe* n'est pas seulement un adjectif ayant tel sens mais un terme servant à déclasser, exigeant généralement que chaque chose ait sa forme. Ce qu'il désigne n'a ses droits dans aucun sens et se fait écraser partout comme une araignée ou un ver de terre. Il faudrait en effet, pour que les hommes académiques soient contents, que l'univers prenne forme. La philosophie entière n'a pas d'autre but : il s'agit de donner une redingote à ce qui est, une redingote mathématique. Par contre affirmer que l'univers ne ressemble à rien et n'est qu'informe revient à dire que l'univers est quelque chose comme une araignée ou un crachat. »
>
> Georges Bataille, *Documents*

La dénonciation par Georges Bataille, en quelques occasions, de la menace de renfermement de la psychanalyse par auto-dogmatisation de son vocabulaire ne mériterait pas d'être aujourd'hui encore rappelée si elle ne prenait pas ici une sorte de portée décisive. Un *dictionnaire* est au service des emplois et des usages fonctionnels des mots définis et il confirme le savoir d'une langue dans sa valeur principalement instrumentale de *communication.* Quelle que soit la rupture qu'elle introduit – de par la place qu'elle accorde à la sexualité – au principe d'une communication, la psychanalyse n'échappe peut-être pas aux destins des dictionnaires : l'enjeu n'est pas moins que celui du *refoulement* subi par les mots d'une langue dès lors qu'est privilégié leur *sens* objectif sur leurs *« besognes »* – certes leur travail mais aussi leur auto-érotisme et ainsi la jouissance de jouer avec eux. Les mots portent dans la langue *l'excès* du sexuel et la question se pose alors de savoir si cela, les psychanalystes ne l'auraient pas souvent perdu.

Pour Georges Bataille, si un dictionnaire devait être imaginé (comme en témoigne *Documents*), il aurait quelque chose de nietzschéen prenant « l'envers des choses » – à l'encontre de la « médiocrité » linguistique, du moins lorsque les savants linguistes méconnaissent les « arts du langage » (Jean-Claude Milner) et résistent à cette « linguisterie » ainsi dénommée par Lacan. « L'envers des choses » ne relève pas d'une herméneutique mais bien plutôt d'une sorte de *philologie* physiologique. Entendons par là que le plaisir philologique peut restituer jusqu'à la vitalité des organes et de leurs fonctions. Et celle-ci est résolument onto- et phylogénétique. Cet *envers des choses* aurait pour particularité non le sens caché derrière le sens manifeste (ce qui est toujours donner priorité exclusive au *sens*), mais *d'émerveiller la chose* et laisser l'écriture excéder le *nom* de la chose par son *vocable.* Ainsi que l'exprime Roland Barthes précisément au sujet de Bataille,

> « ces vocables font irruption dans le discours du savoir : le vocable : serait cette marque qui discriminerait l'écriture de l'écrivance (ainsi d'une expression comme "la saleté la plus écœurante" qu'aucun discours "scientifique" ne tolérerait) (…) les vocables sont des mots sensibles, des mots subtils,

des mots amoureux, dénotant des séductions ou des répulsions (des appels de jouissance) »[1].

De par sa résonance de parole et de silence le vocable est une *valeur* travaillant à leur insu les « mots-savoir » : il réserve jusque dans l'écriture *l'aspect* des choses, en quelque sorte soustrait au refoulement.

Ce dictionnaire désirable des *vocables* en besogne – des « mots-valeur » – qui associerait à ceux-ci des *images* photographiques serait, à tous égards, les *documents* du corps délivré des représentations fonctionnelles par lesquelles il se dénomme généralement. Dictionnaire paradoxal, dirait-on, et impossible à mettre en œuvre ? Certes. Mais son projet fantastique est pourtant bien là comme principe d'une méthode de jouissance refusé habituellement au savoir de la langue. À moins qu'il suffise de se servir de chaque dictionnaire (pourvu qu'il ait appris à parler !) pour *lire les mots avec force* et agir sur eux comme si le vocable de chacun d'eux disposait d'une énergie physique *d'écrasement*. Alors, *l'écrasement* serait la véritable proto-valeur d'un vocabulaire : il serait cette violence exacte d'une tension interne des mots pour donner *la structure* de la chose. Or s'il est possible avec Bataille de parler d'une *structure de langage de la chose* – non sans que la formule rappelle « l'inconscient structuré comme un langage » – il convient aussitôt d'ajouter qu'une telle structure n'appelle en rien une conceptualisation formelle mais qu'elle désigne, bien au contraire, l'abyme visuel produit par le vocable sur le mot-savoir, sur son sens. L'excès (sexuel) du vocable sur le mot est, en effet, un changement dans la vision du corps – le corps étant toujours lit-

1. Roland Barthes, « Les sorties du texte », in *Bataille* (Décade de Cerisy, 1972), Paris, U.G.E., 1973, p. 60.

téralement *bouleversé* par les « besognes » des mots. Et prétendre que l'écriture, si elle est entraînée par le *mouvement* du vocable, ouvre l'accès des mots à la *valeur* du non-refoulement, c'est faire venir dans l'action physique du langage, le corporel qui défie jusqu'au fétichisme de ses propres représentations.

Informe serait alors peut-être ce mot-valeur du dictionnaire de l'*envers,* génératif en chaque action de nommer, de la *méthode d'écrasement.* Car l'*informe* ne serait pas seulement cet *état de chose* devenu par destitution de toute forme reconnaissable, ce serait l'action physique du langage s'effectuant instantanément – pour ainsi dire autographiquement – par contact violent entre le signifiant et le signifié. Comme si le concept d'un objet n'avait plus le temps de sa représentation (temps du refoulement) et se défaisait aussitôt que le vocable copule ou entre en guerre avec ce que le mot devait signifier. C'est ainsi que *Abattoir* donne accès, par la voie de la religion, à la malédiction dont il peut être aujourd'hui l'objet (« mis en quarantaine comme un bateau portant le choléra ») et aux victimes de cette malédiction qui « ne sont pas les bouchers ou les animaux, mais les braves gens eux-mêmes qui en sont arrivés à ne pouvoir supporter que leur propre laideur » : l'exil de ces victimes loin des abattoirs les amène à « végéter » « dans un monde amorphe », « réduits à manger du fromage ». *Architecture* dispose de même d'une régrédience qui entraîne à voir « que l'ordonnance mathématique imposée à la pierre n'est autre que l'achèvement qu'une évolution des formes terrestres, dont le sens est donné, dans l'ordre biologique, par le passage de la forme simiesque à la forme humaine, celle-ci présentant déjà tous les éléments de l'architecture ». Ce qu'on appelle « les hommes » ne représente « dans le processus morphologique, qu'une étape intermédiaire entre les singes et les grands édifices ». La dominance statique des formes est un facteur de maîtrise monumentale qui absente l'homme dans une sorte d'aliénation volontaire au service de la communication. « Échapper à la chiourme architecturale », grâce à certains peintres, c'est avoir recours à la « monstruosité bestiale ». *Bouche* qui est le « commencement... la proue des animaux... la partie la plus vivante » donne aussitôt cette vision de l'homme : « Mais l'homme n'a pas une architecture simple comme les bêtes, et il n'est même pas possible de dire où il commence. Il commence à la rigueur par le haut du crâne, mais le haut du crâne est une partie insignifiante, incapable d'attirer l'attention et ce sont les yeux ou le front qui jouent le rôle de signification de la mâchoire des animaux. » Ces documents – parmi d'autres *(métamorphose, musée, œil...)* – appartiennent à ce *Dictionnaire critique* de Bataille, qui, selon Leiris, portait la marque d'un « impossible » et, ce faisant, ouvrait bel et bien à une démarche critique sur les « formes » culturelles de la signification et de la communication. L'usage conventionnel de la langue sédimente, pour Bataille, des systèmes de représentation où l'homme – déjà perdu – s'admire sans réserve. Il n'est alors pas étonnant que *l'animalité* soit constamment ce recours de la métamorphose et que l'action du langage doive user de toute sa force d'écrasement s'il s'agit de sauver l'animalité par un animisme du langage. Ce que Ferenczi avait pressenti pour éviter le psychocentrisme : écouter et interpréter avec des formes analogiques animales aussi éloignées que possible des représentations conscientes du psychisme humain.

Informe entre dans le *Dictionnaire critique*. Cependant ce n'est pas une « entrée » parmi les autres, c'est le vocable *aspectuel* qualifiant le *mouvement de* l'« expérience intérieure » d'autres mots-valeur. Ce que désigne *informe* pour Bataille « n'a ses droits dans aucun sens » : *ça* « se fait écraser partout comme une araignée ou un ver de terre ». *Araignée ou crachat* devient le mode de lisibilité du visuel de chaque nom dévalant la pente intérieure de sa régression : c'est ce *devenir lisible* du nom subissant sa propre force d'écrasement jusqu'à être son *état de chose.* S'il faut donc confier à l'araignée écrasée ou au crachat une sorte de proto-signifiance universelle de l'informe. L'un par l'autre ensemble ils feraient voir l'inconscient par « le trou de la rétine » (Freud) hors de tout refoulement.

On sait que le *vocabulaire* freudien n'a nullement privilégié le terme ou le concept de *forme.* Celui-ci – sans doute mis hors champ par la psychanalyse notamment en raison de ses connotations philosophiques et/ou esthétiques – n'est certes pas absent *(« Form »* plutôt que *« Gestalt »)* mais on dirait plus volontiers qu'il entre dans le destin de ce mot *Bild* de la langue freudienne qui ne se traduit certes pas par « forme » et qui n'est pas non plus l'équivalent mental et culturel du mot « image ». Le modèle *(Vorbild)* de la formation de symptôme *(Symptombildung)* reste, en un certain sens, *l'image du rêve (Traumbild)* qui désigne tout à la fois les images comme comportement de contenu du rêve, *l'image* comme formation hallucinatoire et aussi *le rêve comme théorie de l'image*[1]. De telle sorte que la « déformation » – qui traduit une déchirure de l'image *(Zerrbild)* – appartient au processus de l'image *(Bild)* et, par excellence, au travail du rêve. C'est donc du modèle de la régression qu'il faudrait attendre une véritable théorie de la *déformation* et c'est sans doute sous ce jour que le phylogénétique freudien prend toute sa pertinence. Mais à notre connaissance – sauf à se dési-

1. Pierre Fédida, « Le souffle indistinct de l'image », in *La part de l'œil*, n° 9, 1993.

gner à l'encontre des philosophes comme l'inconscient en sa choséité même – l'*informe* ne vient pas, chez Freud, comme écrivant le destin de la représentation. À cette exception près, cependant, que s'agissant par exemple d'explorer un souvenir-écran de « l'homme aux loups » – les raies jaunes d'un papillon dénommé *Babouchka,* petite grand-mère – Freud note toute la série de dérivations associatives qui passe par les rayures d'une robe portée par une femme, le fait que le papillon posé sur une fleur ouvre et ferme ses ailes (impression inquiétante), le V romain des jambes ouvertes, la poire nommée *Grouschka* (nom de la bonne) portant sur sa peau des raies jaunes, le rêve de l'homme arrachant les ailes à une *Espe* (S.P. = initiales du nom du patient) qui est une guêpe *(Wespe).* Sur une autre ligne de dérivations associatives (pouvant être tenue pour celle des mots-valeur) – qui n'est pas étrangère à celle du loup et du papillon (coït d'une scène primitive), le *voile* du symptôme (le monde s'enveloppait d'un voile et ce voile se déchirait quand à la suite d'un lavement, les matières passaient par l'anus : alors il voyait le monde avec clarté), se trouve associé à la faveur d'être né « coiffé » (« ce voile qui le cache au monde et lui cache le monde ») – la déchirure du voile et, par conséquent, la vision claire produite par l'acte de défécation. On ne saurait ici rapprocher la méthode de Bataille de la méthode freudienne, mais « l'homme aux loups » décèle dans l'écoute de Freud cette régrédience de l'*image* dans le processus de levée du refoulement jusqu'à cette *vision,* cette fois obtenue non par l'écrasement mais par déchirure des ailes ou du voile. Et s'il est question ici de coït de la scène primitive, non pas fantasmée mais vue, cela pourrait être le coït d'une telle scène qui se trouverait être la valeur de lisibilité de l'*informe.* Une notation de Freud au passage dans ce même texte de « l'homme aux Loups » :

« On aurait dit d'une femme qui ouvre les jambes, et les jambes faisaient alors un V romain, ce qui était, nous le savons, l'heure [*5 heures*] où déjà du temps où il était petit, mais aujourd'hui encore, un assombrissement de son humeur avait coutume de se produire.

(...) L'attention des enfants, je l'ai maintes fois observé, est attirée bien plus par des mouvements que par des formes immobiles, et ils établissent souvent des associations sur une similarité de mouvements que nous autres adultes nous ne voyons pas ou que nous négligeons[1]. »

La mise en mouvement des formes – ce que Hermann Rorschach caractérisait *comme kinesthésies* – n'est pas seulement une « animation » des formes mais serait plutôt, du point de vue de la stricte projection *animiste* la *force de l'inanimé,* telle qu'elle est capable de produire l'*informe.* Et, dans cette perspective, on pourrait ajouter que l'*informe* est chez Bataille non pas une absence ou une perte de forme mais la *mise en mouvement* effectuée par le langage de ce qui se donne seulement un instant comme une forme. La lecture de *Lascaux ou la naissance de l'art* ainsi que de *Manet* éclaire certainement ce point de vue.

À Lascaux, la « perspective tordue » de l'image du bison du fond du puits est celle d'un étrange profil qui entraîne un affrontement de la vision, comme si l'animal « nous faisait face » :

« ... de profil, mais comme si, pour les mieux dessiner l'on avait tordu certaines parties, les pattes, les oreilles et les cornes (ou les bois). Sur ces animaux de profil, les pattes, les oreilles et les cornes sont vues de face (ou de trois quarts). Les pattes du bison sont fendues et les deux cornes, au lieu de se confondre, ou d'être parallèles, ont la

1. Sigmund Freud, *Cinq psychanalyses*, Paris, PUF, 1985, p. 393.

forme de lyre qu'elles auraient à nos yeux si l'animal nous faisait face… »[1].

Et, dans l'étude qu'il consacre aux techniques de la peinture préhistorique (in *Lascaux ou la naissance de l'art*), Bataille note que les lignes – parfois celles inspirées par les reliefs naturels de la paroi – sont produites par superpositions. « Les figures pouvaient être reprises longtemps après leur exécution : la forme et la teinte pouvaient alors être modifiées[2]. » L'animalisation animiste passe donc par une composition de lignes et l'*image* produite par une telle « technique » *fibrille* son apparition sur la paroi. On ne pourrait certainement pas dire que c'est une *forme* puisque la superposition des lignes destitue les formes en les surimposant les unes aux autres. L'*informe* est ici le mouvement d'engendrement projectif de l'image et celle-ci n'oublie rien des formes de la représentation qui sont comme chassées de son centre.

Et dans l'*étude* sur Manet, le silence de la nudité de l'*Olympia*, le *« rien »* de l'« exactitude provocante » de sa *présence* est celui qui est agi et qui agit comme « suppression » (« pulvérisation ») du sens et anéantissement de toute ordonnance académique. « *Humanité* sans phrase » dit Bataille en disant l'« incongruité d'un modèle » peint. « Tout en elle glisse à l'*indifférence* de la beauté »[3]. Cette suppression du sens par pulvérisation n'est pas l'affaire d'un réalisme : elle intervient dans cet acte de retrait d'un discours chargé par les mots de son savoir, ce savoir, en quelque sorte conceptuel, tient une sorte de monumentalité de la représentation. Et si l'*Olympia* fit scandale à l'époque, c'est qu'elle effectuait

1. Georges Bataille, *Œuvres complètes* IX, Paris, Gallimard, 1979, p. 60.
2. *Ibid.*, p. 93.
3. *Ibid.*, p. 144-147.

cet abandon des représentations culturelles convenues pour ne restituer que cette absence du sens. D'ailleurs, pas seulement « culturelles » car l'image de la beauté féminine dénudée voulue intègre, garantit contre cette « angoisse aux yeux » qui ouvre à la connaissance de la régression. *Olympia* est celle qui défait le phallocentrisme de la représentation.

Paul Valéry, qui pourrait passer pour un fin critique de la peinture de Manet, détourne la *réalité* de l'*Olympia*. L'« informe » qu'il justifie dans ses études sur Degas, ne saurait ici lui faire voir cette venue au plan quasi photographique du modèle de la femme nue, défaite de ses supports discursifs ou mytho-narratifs. L'« informe » de Valéry – « une flaque », « un rocher », « un nuage », « un mouchoir... froissé » – est un exercice de « construction dans la vision » dont le dessin doit restituer l'*« intelligibilité »*[1]. L'informe répond ici à un schématisme du possible. Un tel schématisme relève d'une psychologie de la forme plutôt que d'une métaphysique de l'informe, au sens que lui donne l'animisme. Et si l'animisme est la croyance, par inférence d'une symétrie vivante chez l'autre, des affects et des pensées, il révèle le point du danger extrême où l'autre – obscur de ses troubles pathologiques – n'est pas ingérable. Là commence, dirait-on, le clivage nécessaire à l'écoute analytique de la régression.

Certes, serait-on porté à assimiler l'informe selon Bataille à une valeur du *bas,* voire de *l'abject*. Dans une discussion publiée par la revue *October*[2] Rosalind Krauss

1. Paul Valéry, *Degas, danse dessin* (1938), Paris, Gallimard, 1983, p. 66-67.

2. « The Politics of the Signifier II : A conversation in the *Informe and the Abject* » (Round Table) in *October*, 67, 1994.

s'est résolument opposée à une interprétation axiologique de l'*informe* chez Bataille, telle que Julia Kristeva viendrait à la concevoir dans sa théorisation de l'« abjection ». Dans la continuité de ses contributions antérieures – tout à fait décisives[1], elle dit notamment : « Je tiens l'"informe" pour structural. » Et, en résonance, avec l'idée d'une « besogne » du mot, elle désigne l'informe comme « processus » à l'œuvre et non pas comme phase (« préthétique ») d'un développement privilégiant les déjections corporelles (fèces, urine, salive...).

Le caractère « structural » de l'*informe* chez Bataille était explicité et longuement argumenté par Rosalind Krauss dans son article *Corpus delicti*[2].

« Bataille ne donne pas de sens précis à informe, il lui enjoint plutôt une tâche : défaire les catégories formelles, nier que chaque chose ait sa forme propre, imaginer que le sens est devenu sans forme, comme une araignée ou un ver de terre écrasé sous le pied. Cette notion d'*informe* ne propose pas un sens plus élevé, plus transcendant, obtenu par un mouvement dialectique de la pensée. Les limites des termes ne sont pas transcendées, mais simplement transgressées ou cassées, produisant l'informe par la déliquescence, la putréfaction ou le pourrissement[3]. »

Le mot de *transgression* qui fut jadis utilisé par Michel Foucault dans son article de *Critique* en hommage à Bataille désigne, en effet, une activité-opération portant sur les *limites* et engendrée *à partir* de celles-ci pour faire subir à la vision un changement de point de vue. Reve-

1. Rosalind Krauss, « Corpus delicti », préalablement publié in *October*, traduit dans Rosalind Krauss, Jane Livingston, Dawn Ades, *Explosante fixe – Photographie et Surréalisme*, Paris, éd. Centre Georges Pompidou/Hazan, 1986.

2. *Ibid.*

3. *Ibid.*, p. 64-65.

nant sur l'« entrée » *bouche* de *Documents,* Rosalind Krauss écrit :

« Un autre de ces mécanismes [*autre que celui qui consiste à associer deux chaînes d'images*] de ces trucs, est de faire pivoter l'axe "propre" à l'homme – sa verticalité, station qui le définit par rapport aux animaux – vers l'axe opposé horizontal. Cette opération, productrice de *bassesse,* est étroitement liée à la pratique photographique dont nous avons parlé. Deux des textes qui explorent ce mouvement de rotation vers la *bassesse,* le *Gros Orteil* (1929) et *Bouche* (1930) furent illustrés de photographies de Buffard (...). Dans l'essai *Bouche,* où la question de la rotation est plus explicite, Bataille met en contraste l'axe bouche/œil du visage humain et l'axe bouche/anus des animaux à quatre pattes. Le premier, lié à la verticalité de l'homme et à sa capacité de parole, définit la bouche en terme de pouvoir d'expression de l'être humain. Le second, fonction de l'horizontalité de l'animal, conçoit la bouche comme l'élément principal du système de prise, de mise à mort et d'ingestion de la proie, dont l'anus est l'issue. Mais par-delà cette simple polarité, affirmer que, dans ses plus grands moments de plaisir ou de douleur, l'expression de la bouche humaine n'est pas de nature spirituelle mais animale, est réorganiser l'orientation de la structure humaine et faire pivoter de façon conceptuelle l'axe de grandeur vers celui de matérialité. Par cette action, bouche et anus sont combinés [1]. »

L'analyse de Rosalind Krauss l'entraîne fort pertinemment à faire appel à Caillois (son article du *Minotaure* sur « Mimétisme et psychasthénie légendaire », 1935) qui lui-même s'appuie sur les travaux de Eugène Minkowski (sur la schizophrénie et *Le Temps vécu*) : au-delà, est sollicité le

1. *Ibid.*, p. 65.

modèle optique de Lacan au moment de son essai sur « le stade du miroir »[1]. Ce qui est ici en cause – de même que chez Roland Barthes[2] – c'est la *dépolarisation/repolarisation axiologique* de l'opposition « noble/ignoble » ou « haut/bas ». L'hétérologie de Bataille consiste à introduire le *bas* ou la *bassesse* non pas comme un terme neutre, mais comme « un terme indépendant, plein, excentrique, irréductible : le terme de la séduction *hors-la-loi* (structurale) ». Le *bas* est un terme qui fait pivoter l'orientation du sens et qui a le pouvoir d'excentrer « l'appareil du sens » qui « n'est pas détruit » (Barthes). Autrement dit, il ne s'agit certainement pas d'assimiler la bassesse à l'abjection, car la notion d'*abjection* ré-introduit – loin du contexte de l'œuvre de Bataille et aussi de Lacan – une ré-indexation paradigmatique de l'opposition au *sublime* et à la sublimation. L'intérêt du point de vue exprimé par Rosalind Krauss est – selon l'orientation qui est la sienne dans l'optique surréaliste – de privilégier un concept (et une méthode) optique de la régression. Cette optique laisse de côté ce que Julie Kristeva a apporté dans son travail sur l'abjection – à savoir une vue psychanalytique quasi kleinienne des fantasmes/sensations des zones et orifices du corps.

On se retrouve ici confronté à une problématique complexe dans la psychanalyse. Dans quelle mesure la pensée freudienne – en cela partiellement dépendante d'un *schématisme onto- et phylogénétique* darwinien – n'évite-t-elle pas cette opération transgressive que Nietzsche effectue ? La réponse à cette question n'est certainement pas simple en raison d'une part de l'acception

1. Voir aussi Rosalind Krauss, *The optical Unconscious*, chap. IV, MITT Press, Cambridge, 1993.

2. *Op. cit.*

freudienne (non darwinienne) de l'onto- et de la phylogenèse [1] et d'autre part, ainsi qu'on l'a vu, de la clinique de l'écoute des rêves et des associations. Ainsi que le note Barthes, le discours psychanalytique (du moins théorique) sémantise un sens du corps (l'opposition bouche-anus se syntagmatise sous le rapport oralité/analité). La conception psychanalytique des stades libidinaux peut, en effet, accréditer une telle syntagmatisation du paradigme, mais ce serait, en même temps, ignorer que l'écoute de la parole dans la cure désyntagmatise l'axe de représentation et fait apparaître l'analité et l'oralité en superposition ou en « transparence » réciproque. Par ailleurs, ainsi que l'avait bien vu Bellmer dans l'*Anatomie de l'image,* c'est le rêve qui accorde une *opticalité* au corps en raison notamment de sa *valeur* hypocondriaque (le modèle de l'organe hypocondriaque étant l'organe génital turgescent) et de la fonction métonymique des déplacements et des déformations. Si Bataille, comme le rappelle Barthes, n'excluait pas la psychanalyse, cependant « elle n'est pas sa référence » :

« Pour Bataille, le corps ne commence nulle part, c'est l'espace du *n'importe où* ; on ne peut y reconnaître un sens qu'au prix d'une opération violente : *subjective-collective* ; le sens surgit grâce à l'intrusion d'une *valeur* : *le noble et l'ignoble* (le haut et le bas, la main et le pied) [2]. »

Précisément, ce serait là un point de rencontre peut-être inattendu entre l'expérience de la pratique analytique et la lecture des textes de Bataille. Julia Kristeva effectue, sans doute, trop hâtivement un rapprochement entre la notion d'abjection telle qu'elle la présente et la valeur de la bassesse chez Bataille. Le rôle des substances-déjections corporelles dans le cas des enfants autistes a donné lieu

1. Cf. P. Lacoste.
2. *Op. cit.*, p. 53.

chez Francès Tustin à de fines observations sur les « sensations-formes » : l'enfant autiste entre en contact tactile avec ses fèces, son urine, sa salive... dans une sorte de tentative de reconstitution d'une surface corporelle de l'auto-érotisme [1]. Tustin n'a pas vu toute l'importance ici du *contact* produit par la *substance* et de l'engendrement auto-érotique des formes-processus de l'informe. Les indications données par Francès Tustin méritent cependant d'être ici mentionnées. Parlant des « sensations-formes autistiques » elle précise :

« Elles sont autogénérées par des activités tactiles telles que taper, effleurer, frotter, étaler, et même dessiner et peindre sur des surfaces lisses, aussi bien celles du propre corps du sujet que celles d'objets extérieurs ressentis comme faisant partie des surfaces de son corps (...) On pourrait peut-être, en suivant Winnicott, les appeler des "formes subjectives", car ce ne sont pas des formes classifiées associées à des objets spécifiques (...) Les enfants autistes vivent en fonction des surfaces ; leur expérience est plate et bidimensionnelle. Ils n'ont pas conscience de l'intérieur des objets. C'est la sensation de bords autour de surfaces plates qui produit des formes autistiques (...) Toute forme ou tout objet possédant des pointes précipite l'enfant dans la conscience de la tridimensionnalité et de la séparation corporelle [2]. »

L'expérience thérapeutique auprès des enfants autistes ainsi qu'auprès des nourrissons éclaire certainement sous bien des aspects l'analyste dans sa pratique auprès des

1. Pierre Fédida, « Auto-érotisme et autisme », in *Revue Internationale de Psychopathologie*, n° 2, 1990 et « Topique des instances et topologie des réseaux », in *Revue Internationale de Psychopathologie*, n° 3, 1991.

2. Francès Tustin, *Autisme et protection*, trad. fr., Paris, Le Seuil, 1992, p. 62.

adultes (notamment dans les cas de pathologie addictive et d'anorexie-boulimie). L'*informe* ne s'impose pas selon la modalité de l'abjection mais – sans doute plus près de ce que désigne Bataille – par cette *excentration* produite par le symptôme et sous ce rapport au *silence* qui dépossède le corps du patient de ses ancrages sémiotiques et sémantiques. *Ne pas savoir où commence le corps* conviendrait certainement à la nomination du corps dans la *situation psychanalytique.*

On a certainement peu fait état des impressions corporelles vécues dans une telle situation. Et, peut-être, s'agit-il moins de se régler sur les impressions corporelles – de l'analysant et de l'analyste – que de prendre la mesure anthropologique des positions dans l'espace, des changements affectant la vision – en un mot du *dispositif optique de la séance* souvent mis en scène transgressivement dans les rêves. L'*informe,* serait-ce alors l'opération de régression qu'effectue la neutralité dans sa réception-construction du corporel tel que le symptôme exige sa figurabilité ? L'évocation des pathologies addictives et des anorexies-boulimies est sollicitée car c'est généralement avec de tels cas que la destitution de toute représentation intervient avec violence sur la pensée et que l'*informe* rejoint la valeur d'une condition exigée de l'analyste de personnaliser le moins possible sa présence et de devenir ce miroir-membrane du corps ici présent mais dans la complète transgression (au sens de Bataille) que réalise pour lui le symptôme[1]. C'est d'ailleurs ainsi que commence à se comprendre la place des formations autistiques chez l'adulte « névrosé » : l'attention portée à la parole dans la situation analytique ne donne accès à ces

1. Pierre Fédida, « Un organe psychique hypocondriaque », in B. Brusset et C. Couvreur, *La névrose obsessionnelle*, Paris, PUF, 1993.

expériences autistiques que pour autant que le corporel est mis en mouvement dans sa figurabilité. Là où il est immobile.

L'*animalité* – qui, constitue pourtant une puissante ressource des fantasmes de la phobie infantile – est, il faut le regretter, une bien faible ressource d'imagination des analystes dans leurs interprétations et leurs constructions. Cela est d'autant plus surprenant que le rapport animé-inanimé est tout à fait déterminant dans chaque cure dès lors que se trouvent « touchées » les zones muettes de la vie psychique, là où se repère la fonction du traumatique. Et n'est-ce pas pourtant l'animalité qui constitue, chez Georges Bataille, la valeur de mouvement (et de processus) de l'*informe* ?

Revenir ici au *Thalassa* de S. Ferenczi : L'*analogie* est puissance d'imagination de l'activité d'interpréter loin d'un « psychocentrisme » : plus la forme animale est éloignée de la représentation humaine, plus elle dispose de la pertinence de son impact sur la vie psychique. La régression serait-elle alors cette *vue* analogique chez l'analyste, qui lui accorde en écoutant le mouvement de l'informe ?

Chapitre II

PAR OÙ COMMENCE LE CORPS HUMAIN ?

Par où commence le corps humain ? Cette question est celle que pose Georges Bataille dans son bref article de *Documents sur* « la bouche » :

La bouche est le commencement ou, si l'on veut, la proue des animaux : dans les cas les plus caractéristiques, elle est la partie la plus vivante, c'est-à-dire la plus terrifiante pour les animaux voisins. Mais l'homme n'a pas une architecture simple comme les bêtes, et il n'est même pas possible de dire où il commence[1].

L'*organe* « bestial » des « cris déchirants » et aussi de la jouissance éperdue, telle est la bouche humaine. Depuis la naissance, elle désoriente le corps au point d'en faire le trou obscur de tous les mélanges : chairs profondes et salive, dents, langues. À certains égards, l'image deleuzienne du malaxage des mots et des aliments rend tout à fait compte de l'impossible spiritualité de l'organe. Mais pour Bataille ce qui prévaut, c'est le bouleversement de l'individu induit par une observation horizontale.

Il est facile, note-t-il encore, *d'observer à ce sujet que l'individu bouleversé relève la tête en tendant le cou frénétiquement, en sorte que la bouche vient se placer, autant qu'il est pos-*

1. G. Bataille, « La bouche », *Documents*, réédition 1991, J.-M. Place, p. 299.

sible, dans le prolongement de la colonne vertébrale, c'est-à-dire dans la position qu'elle occupe normalement dans la constitution animale[1].

Ainsi la civilisation ou, plus simplement, l'évolution naturelle ne sera pas parvenue à faire rentrer complètement la bouche dans le visage ! Tout au moins celui-ci conservera-t-il, en dépit du regard et de l'expression, cette violence d'organe pourtant retenue et masquée par l'ornement des lèvres. L'organe de l'olfaction et de l'odorat est parvenu à se disposer en arrière et à ne montrer que l'axe du visage ; la bouche est une telle béance ouverte sur l'intérieur du corps que celui-ci paraît de la sorte voué à la régression : ici, le mot même de « régression » devrait pouvoir désigner la chair – la chair d'organe pour le plaisir pris sur place, tumescent et détumescent. Les rêves se forment peut-être dans la bouche, dont ils pourraient emprunter les formes et déformations internes tout autant que les forces de pulsion. *Plaisir d'organe ou* encore plaisir disposant d'une sorte d'autonomie d'organe. Cette désignation liminaire de l'autoérotisme dans son dégagement fantasmatique de l'autoconservation alimentaire convient précisément pour faire de la bouche humaine, le lieu focal du *primitif* et ainsi de l'animalité analogique dans la régression. Ce qu'on appellerait ici « régression » ne serait-ce pas l'infini du commencement du corps humain ?

À *l'origine* de la psychanalyse, le rêve de « l'injection faite à Irma » – rêve des rêves et, s'il en est, rêve de l'organe du rêve – imagine la régression *du côté* de l'analyste. Dans son rêve, Freud voit la patiente bouche ouverte (ce que, note Lacan, dans la réalité, elle ne peut pas faire) et, ce qu'il voit, il le voit au fond : cornets du

1. *Ibid.*, p. 300.

nez recouverts d'une membrane gris blanchâtre. La vision à laquelle le rêve donne lieu, c'est donc la vision de la chair de l'organe – bouche-organe génital féminin. Les ordonnancements savants de celui-ci par Fliess ne tiennent plus : le rêve *de* la psychanalyse fait ainsi se produire l'organe dans sa matérialité ou encore dans son état affreux de viande malade. Et ce *voir au fond de la gorge* peut faire se confondre l'organe de la bouche avec une image horrible de l'organe génital féminin.

« Il y a là une horrible découverte, écrit Lacan, *celle de la chair qu'on ne voit jamais, le fond des choses, l'envers de la face, du visage, les secrétats par excellence, la chair dans tout son sort, au plus profond du mystère, la chair en tant qu'elle est informe, que sa forme par soi-même est quelque chose qui provoque l'angoisse. »* Et Lacan ajoute aussitôt : « *Vision d'angoisse, identification d'angoisse, dernière révélation du* tu es ceci – tu es ceci, qui est le plus loin de toi, qui est le plus informe[1]. »

C'est à ça qu'ouvre la bouche sur le fond : l'informe (mot bataillien) de la chair est forme d'engendrement de l'angoisse. Mieux, l'angoisse cherche cette forme de l'informe de l'organe en chair. La régression dans le rêve de l'analyste prend ainsi l'image d'une telle vision dont la *Lösung* tient dans la formule de la triméthylamine qui concerne la sexualité des substances (sexuelles). La *Lösung* sera la solution du mot issu de la chair – soit la psychanalyse même. Et la souffrance d'Irma exprimée face aux thérapeutes qui n'entendent rien de son cri venu du fond de la gorge est, souffrance faite chair. L'organe, c'est aussi cela. – Rapprochons ici cette autre bouche – celle de Célina tendue vers son cri – qui « floue » toute visibilité

1. J. Lacan, *Le Séminaire,* livre II. *Le moi dans la théorie de Freud et dans la technique de la psychanalyse,* Le Seuil, 1978, p. 186.

de l'image. L'observation médicale nous livre un *corps sonore* (cris, vociférations, craquements...) (G. Didi-Huberman, « Image, organe, temps », in *Le fait de l'analyse*, n° 5, 1998). Dans sa présentation des Démoniaques dans l'art, G. Didi-Huberman écrit à ce propos : « Un tel paradoxe peut s'appréhender à travers l'aspect essentiel que présente ce cas clinique : c'est un aspect sonore, invocant, terriblement mouvementé. Le corps de Célina est un charivari, un corps qui hurle ; ses os craquent, ses dents grincent ; il est le plus souvent doué d'une motricité intense et chaotique. (...) Secondement, les cris de Célina, ses vociférations, ses perpétuels refus, ses violences (elle « pousse des cris aigus », écrit Bourneville, « se soulève, retombe, se tortille ; se débat », etc.), tout cela, strictement, *ne ressemble à rien*[1].

Mais revenons encore à la gorge d'Irma. Lacan opère le rapprochement entre la vision de la gorge d'Irma et l'apparition terrifiante de la tête de Méduse. Ce qui est *innommable* et donc terriblement angoissant, c'est *« le fond de cette gorge, à la forme complexe, insituable, qui en fait aussi bien l'objet primitif par excellence, l'abîme de l'organe féminin d'où sort toute vie, que le gouffre de la bouche, où tout est englouti, et aussi bien l'image* de la mort *où tout vient se terminer »*[2].

C'est dire que la régression accorde ici à la vision dans le rêve, l'organe en tant que, *vu de là* : il n'a pas de forme distincte et, de même, ne peut être nommé. La régression est une « décomposition spectrale de la fonction du moi » (Lacan). Il n'y a plus personne ou encore

1. G. Didi-Huberman, « L'observation de Célina (1876-1880) : esthétique et expérimentation chez Charcot », in *Revue Française de Psychopathologie*, n° 4, 1991, p. 271.

2. *Ibid.*, p. 196.

personne ne peut dire « je ». Les « moi » médecins et thérapeutes sont grotesques à vouloir encore s'assurer d'une identité face à cette bouche-méduse qui est bien, cette fois originairement, l'*organe dans la psychanalyse*. Ou du moins, la bouche *ouverte sur l'angoisse* n'est connue de l'analyste que par son propre rêve, pour ainsi dire en plongée sur sa propre impuissance à guérir un organe malade.

En arrière du patient allongé, l'ouverture de la bouche de la parole est ouverture sur l'origine du corps dont il ne serait décidément plus possible de dire par où il commence. Un dessin de jeune enfant peut ainsi faire de l'ouverture d'une porte de maison cette bouche, dont la langue devient tout aussi bien un pénis serpent qu'un chemin sous le regard des yeux de fenêtres. Le dessin de la porte est imparfait et l'enfant le reconnaît lorsqu'il dit que, la nuit, il a peur et voudrait être sûr que sa bouche reste fermée comme ses yeux. Mais les lèvres ne sont pas des paupières et le pouce pour s'endormir ne ferme rien, bien au contraire !

L'architecture humaine est certes moins simple que la composition des animaux, mais sa complexité tient, dans notre représentation, de cette particularité qu'on voudrait qu'elle soit la projection sur notre corps interne et externe de la complexité supposée de notre cerveau. Et une définition par description anatomique *ab capite ad calcem* appartient à cet idéal moderne de la perspective incarnée *verticalement* et dont l'anatomie serait la conscience mélancolique. Ce n'est pas seulement une affaire de hiérarchie des parties du corps et des organes soigneusement répartis et agencés : c'est *l'axe* du corps assuré d'une fonction de la symétrie et qui sollicite la verticalité comme assurance de l'humanité spirituelle. Et le cadavre – corps horizontal livré à l'intelligence décomposante de la mort – sert sans doute une image spatiale des organes différenciés ainsi que du commencement et de la fin du corps humain. Mais comme Freud le souligne, la pensée animiste a besoin de la décomposition du cadavre pour neutraliser la haine et, corrélativement, rendre possible le narcissisme du deuil qui sauve, en quelque sorte, la pure verticalité du corps humain parmi ses semblables. La croyance populaire, si déterminante dans ce qu'on appelle « psychothérapie », pourra sauvegarder la représentation des organes et les mouler en cire dans les ex-voto comme si, de la sorte, telle partie du corps souffrant ou tel organe était soustrait à la fois à l'angoisse, à la souffrance et à la menace de décomposition. Peut-être nos rêves sont-ils faits littéralement de semblables ex-voto figurant des organes à la recherche de leur image. Notons qu'un schématisme théorique du concept de régression conduit à spatialiser hiérarchiquement une temporalité du corps debout de la tête aux pieds. La hiérarchie des organes et de leurs fonctions est celle du redressement et de la progression de l'homme supposé pouvoir ainsi s'extraire du règne animal au contact avec le sol dominé par l'olfaction.

L'opération toute nietzschéenne que poursuit Bataille *à partir de* la « bouche » prend valeur de méthode. C'est la méthode régressive de l'informe[1].

La figure de proue animale de la bouche entreprend un commencement du corps parce que la bouche est un *organon* – à lui seul un organe de préhension et de prédation ainsi que de dépeçage et d'ingestion. Au point que c'est cette violence de la bouche commençant le corps qui fait, au sens fort, imaginer la menace angoissante

1. Voir le livre de G. Didi-Huberman sur G. Bataille, *La ressemblance informe ou le gai savoir visuel selon Bataille*, Macula, 1995.

représentée par l'animal[1]. Si l'animal *a* ce commencement, celui-ci est le commencement de la peur. Les phobies d'animaux en disent long de ce qui, en avant, commence. La terminaison du corps par l'anus n'est, d'ailleurs, pas moins violente : elle appartient, pour ainsi dire, à cette façon imaginaire dont le corps a commencé. Les organes intermédiaires entre bouche et anus sont réservés à l'hypocondrie du transit digestif, et la réassurance qu'ils comportent ne parviendra pas à domestiquer la bouche-anus de la violence physique de l'amour !

Mais en parlant, chez Bataille, de la bouche comme organe de la méthode de l'informe, il convient aussitôt d'ajouter que c'est elle qui assure le mouvement de rotation de la vision.

Précisément, la vision du visage ne laisse plus celui-ci tranquille dans son propre regard : la vision du visage rejette le visage en arrière et entraîne le corps tout entier dans une vertigineuse rotation. Pareille vue n'impose pas seulement à la verticalité une violence déstabilisatrice par l'intervention du champ horizontal, elle restitue à la vision l'angle scopique du rêve et la matérialité de la chair. Est-ce la bouche qui serait ainsi la matérialité d'organe concrétisée par la matière organique du morceau de foie qui pend ? Ou n'est-ce pas aussi la vision en rêve qui dispose de cette matérialité de l'organe ? *Voir la chair*, disions-nous avec Lacan, dès lors que la forme de l'organe est l'informe : mais l'angoisse n'est pas seulement ce qui est produit par la vue du fond de la gorge, elle est l'angoisse aux yeux[2] qui constitue une matérialité de la vue. Si la bouche peut ouvrir sur le gouffre d'angoisse

1. C. Rigaud, thèse d'État sur les phobies d'animaux, université Paris VII-Denis-Diderot, 1996.

2. Voir ci-dessus.

déposśédant le corps humain de tout commencement, c'est qu'elle est impropre à définir un espace et qu'elle fait de cette vision la matérialité de l'espace nulle-part. Au-delà de l'inquiétante étrangeté, n'y a-t-il pas la décomposition du visage par sa propre disparition dans un miroir ?

L'explicitation de ce mouvement de la vision matérialisante entraînant l'émergence animale de l'informe a été très clairement présentée par Rosalind Krauss.

> *Le regard de la caméra remonte en contre-plongée le long de la forme étendue afin de capter, de fabriquer (ou est-ce d'imaginer ?) le corps nu révélé en tant qu'animal*[1]. Et elle ajoute peu après : *Bataille met en contraste l'axe bouche / œil du visage humain et l'axe bouche / anus des animaux à quatre pattes. Le premier lié à la verticalité de l'homme et à sa capacité de parole définit la bouche en termes de pouvoir d'expression de l'être humain. Le second, fonction de l'horizontalité de l'animal, conçoit la bouche comme l'élément principal du système de prise, de mise à mort et d'ingestion de la proie, dont l'anus est l'issue*[2].

Si le terme de « sublimation » peut trouver ici sa pleine signification, il faudrait en effet tenir compte de la civilisation du visage où la verticalité structure une transcendance de l'humain et où la communication « interpersonnelle » impose le face-à-face. Mais l'œuvre d'une telle sublimation rendant possible la communauté des semblables comporte l'évitement – oubli ou refoulement – de la bouche et des lèvres dont la force angoissante d'aspiration démesurée et de dévoration amoureuse cannibalique revient à la matérialité hallucinatoire de la parole. Mélanie Klein ne dit-elle pas autre chose de l'observation

1. R. Krauss, « Corpus Delicti », *L'Explosante fixe*, éd. Centres Georges Pompidou, Hazan, 1985, p. 60.
2. R. Krauss, *op. cit.*, p. 65.

des bébés que ceux-ci nous incitent à voir le bruit des mots en fantasmes tels qu'ils sont encore dans la bouche – *still in the* mouth. Peut être la situation psychanalytique et la position allongée qu'elle impose – hors visage – disposent-elles l'horizontalité comme véritable écoute visuelle d'une matérialité de l'organe indistinct. Ou encore cette situation ouvre-t-elle à l'angoissante démesure de l'agressivité et de la destruction en faisant violence à la dimension anthropologique de la maîtrise verticale qui est une temporalité du projet dans l'acte d'énonciation et de communication [1].

Roland Barthes faisait justement remarquer que le discours freudien récapitule une bipolarité des deux *termes* « bouche » et « anus ». Ce serait affaire de sémantisation du sens qui accorde au corps humain deux ouvertures et sous-tend une genèse libidinale au moyen de la conception des stades. Ainsi Freud aurait-il ouvert le corps humain par décentration des organes puis par déplacement et indéfinition de la fonction sexuelle dont l'exclusivité est retirée au seul organe génital. Autrement dit, Freud aurait bel et bien *désorienté* le corps humain mais lui aurait aussi restitué un commencement et une fin par l'inscription des organes dans une histoire onto-phylogénétique dont le décryptement échappe à l'interprétation symbolique systématique selon la représentation masculin/féminin. Avec une telle interprétation symbolique, Stekel a méconnu l'imbrication imaginaire des organes et la force érogène des déplacements et transformations. Quoique dotée d'une vraie fantaisie clinique et métapsychologique, l'imagination de l'organe par Ferenczi n'échappe sans doute pas à la critique d'une trop forte propension à faire coïncider la représentation médicale de

1. E. Strauss, « Upright posture », *Collected Papers.*

l'organe et son incertaine définition dans la psychanalyse. Car si – à l'instar des animaux rudimentaires – le pénis peut être imaginé dans le prolongement de l'intestin ou encore si la théorie sexuelle infantile de la forme ou de la conformation et de l'emplacement des organes donne une force d'imagination au symptôme, il convient de ne pas perdre de vue le point de départ de l'observation de la différence anatomique qui reste la ressource fantasmatique de l'interprétation. Groddeck ne s'est pas empêché, de son côté, d'amplifier les allusions d'équivalence, comme si l'organe dont se plaint le malade donnait droit à l'ajustement du symptomatique et du thérapeutique. Freud s'est bien gardé d'aller dans le sens d'un tel systématisme et il n'a certes jamais manqué de rappeler aux médecins qu'ils ne gagnent rien, dans l'analyse, à faire appel aux connaissances acquises par eux sur les organes. C'est la langue et son usage qui donnent forme aux organes dont le malade se plaint. C'est le mot prononcé à l'ouverture de la bouche qui – tel dans l'image du rêve – invente l'organe. *Écouter avec le rêve,* laisse supposer Freud dans le *Witz*. L'organe sexuel n'a pas à s'y représenter en image : il différencie un masculin en un féminin qui ne peuvent valoir par allusions symbolistes. Et, en même temps, c'est plutôt la sexualité infantile qui est l'incitation aux modifications de toutes formes. Lacan le rappelle avec Mélanie Klein : c'est, en quelque sorte, cette écoute rêvante qui entraîne à la régression dans les mots.

La position tout intellectuelle exprimée par Roland Barthes [1] nous intéresse cependant ici, car elle réintroduit, de fait, une vectorisation – un sens – du corps par l'implicite référence à la primauté freudienne de l'organe génital

1. R. Barthes, « Les sorties du textes », *Bataille*, Décade de Cerisy, UGE 10/18, 1973.

et de la libido mâles. Ainsi se trouveraient estompées l'indéfinition et l'indistinction des limites du corps humain mises au jour à l'origine par la bouche. Tout se passerait comme si l'organe génital – tout particulièrement l'organe génital mâle en érection –, en prenant valeur de prototype de tout organe, réinstaurait une idéologie de la représentation du corps humain orienté. Et, jusque dans la conception de la sexualité féminine, cet organe génital mâle en érection modèlerait et modulerait la forme exemplaire du corps – d'abord masculin et aussi féminin pour autant que celui-ci soit le miroir de l'autre. *Cet organe serait donc parfait !*

Mais l'indétermination de l'organe subsiste chez Freud jusque dans sa formulation du prototype. Certes il n'est plus question, dans son texte sur le narcissisme, d'une bisexualité de l'organe dans sa conception fliessienne. Et, bien que la lecture de ce texte livre l'intuition de l'organe masculin, cela n'est pas explicitement dit. Surtout, ce qui compte dans la désignation de cet organe, c'est sa capacité d'être *modifié* :

Eh bien, nous connaissons le modèle d'un organe douloureusement sensible, modifié en quelque façon sans être malade au sens habituel : c'est l'organe génital en état d'excitation. Il est alors congestionné, turgescent, humide, et le siège de sensations diverses[1].

Au-delà de la découverte antérieure que les zones érogènes peuvent remplacer les organes génitaux et leur être fonctionnellement analogues, il faut désormais avancer l'idée qu'« à chacune de ces modifications de l'érogénéité dans les organes pourrait correspondre une modification parallèle de l'investissement de la libido dans le moi[2] ».

1. S. Freud, « Pour introduire le narcissisme » (1914), *La Vie sexuelle*, PUF, 1970, p. 90.
2. *Ibid.*

Nous avons ailleurs développé à propos de l'hypocondrie quelques considérations sur l'incidence de l'organe sur le psychique et sur le mot – au point que celui-ci devienne dans la schizophrénie l'organe lui-même[1]. Le retournement métapsychologique auquel Freud procède dans sa contribution sur le narcissisme tend à privilégier, en effet, le modèle de l'organe génital à l'état d'excitation et à tirer parti de cet état pour lui reconnaître l'heureuse imperfection d'être capable de modification sous l'effet de la libido. Ce qui revient à dire que l'organe génital est moins le paradigme évolutionniste de l'axe corporel (le pénis serait-il un os-vestige ?) que cette *forme* des déformations connue par le rêve jusque dans ses capacités diagnostiques d'augmenter les altérations non encore ressenties dans les états du corps. C'est, nous dit Freud, ce « grossissement » qui est « de nature hypocondriaque ».

Les *Trois essais sur la théorie sexuelle* avaient déjà reconnu « l'utilisation de la bouche comme organe sexuel ». Une telle utilisation *a valeur de perversion lorsque les lèvres (la langue) d'une personne sont mises en contact avec les parties génitales d'une autre, mais non lorsque les muqueuses des lèvres des deux partenaires entrent en contact mutuel*[2].

La prétention des muqueuses buccales et anales est d'être traitées comme des parties génitales. Le rapprochement ici du buccal/anal avec l'organe génital fait donc de la perversion une méthode d'intelligibilité de l'imbrication des zones et organes entre eux, sous la référence apparente de l'organe génital mais celui-ci exploitant en

1. P. Fédida, « L'hypocondriaque médecin », *in* M. Aisenstein, A. Fine et G. Pragier, *L'Hypocondrie*, PUF, monographies de la *Revue française de psychanalyse*, 1995.

2. S. Freud, *Trois essais sur la théorie sexuelle* (1905), Gallimard, traductions nouvelles, 1987, p. 60.

quelque sorte la *génitalité* des muqueuses buccales notamment. On serait tenté de penser que, si la bouche est l'organe où se forment le rêve et le fantasme autoérotique et son intense activité physique hallucinatoire, l'organe génital y est pour ainsi dire préfiguré – celui-ci assurant à l'autre une reconnaissance. Au sujet du suçotement, Freud désigne ce décollement de la finalité alimentaire :

Une partie de la lèvre elle-même, la langue, ou toute autre région de la peau qui se trouve à portée – même le gros orteil –, peuvent être pris comme objet de cette activité[1].

L'économie rythmique du suçotement se fait certes sur le modèle de la succion du sein, mais ce qui compte avant tout c'est la genèse libidinale du fantasme autoérotique – de la sexualité – dans ce temps second de dégagement de l'autoconservation[2]. C'est dire que l'organe est bien ici le lieu de l'imperfection sexuelle dans la recherche de satisfaction autoengendrée. La peau est d'« accès plus commode » que toute autre partie du corps et rend indépendant du monde extérieur. L'érogénéité de cette « seconde zone » – de « valeur inférieure » – n'assure pas moins une continuité à la bouche et constitue pour celle-ci une surface de protection de l'organe. L'enfant nous apprend ainsi comment la sexualité se forme par défaut de l'objet étranger.

L'infériorité de ce deuxième endroit sera, nous dit Freud, *une des raisons qui le conduiront plus tard à rechercher une partie de valeur équivalente : les lèvres d'une autre personne (« Dommage que je ne puisse pas m'embrasser moi-même », pourrait-on lui faire dire)*[3].

La sexualité serait donc, dans son origine autoérotique,

1. *Ibid.*, p. 105-106.
2. J. Laplanche, *Vie et mort en psychanalyse*, Flammarion, 1970.
3. *Op. cit.*, p. 106.

marquée par cette imperfection de l'organe et ainsi par son inadéquation au but recherché. Étrange particularité humaine que celle de ne commencer nulle part et de devoir dès lors disposer de toutes les parties du corps, de tous les organes et du corps tout entier comme équivalent d'un organe génital, tandis que chacun de ces organes semble se concevoir sexuellement comme venant à la place d'un organe absent ! Certes, le gros orteil ou le morceau de peau sont-ils apparemment signifiants d'une autre absence – celle de l'autre –, mais on ne devrait pas s'empresser de penser que la sexualité est orientée vers un *autre* alors que l'analyse nous apprend que les symptômes de la névrose tentent individuellement, et chacun à sa façon, de constituer un autre sous la forme d'un organe d'autosatisfaction. Serait-ce le privilège du fétichiste de construire un organe parfait réunissant en une chaussure ou un sous-vêtement féminin l'organe et l'autre dans son corps ?

« Dommage que je ne puisse pas m'embrasser moi-même », imaginait Freud pouvoir faire dire à l'enfant. Ainsi toute nostalgie de complétude sexuelle laisse-t-elle la bouche ouverte sur une parole qui n'en finit pas mais qui, surtout, ne procède d'aucun commencement du corps. La bouche serait ainsi le véritable *espace nulle-part* du rêve et l'organe si justement imparfait de la *vision* du sexuel. Les embryologistes généticiens savent aujourd'hui que les organes différenciés du corps représentés sur le génome coexistent virtuellement et que leur spécification – leur forme et leur emplacement – résulte des durées d'expression génétique. Un organe serait-il alors la matérialisation d'une durée ? Et, si les mêmes gènes de développement sont exprimés aussi bien dans la forme du pénis que dans celle des doigts de la main, il faut s'attendre à ce que la bouche, sa langue et les lèvres répondent à une temporalité qui n'accorde en rien à leur place dans la tête une antériorité de commencement du corps humain [1].

À moins qu'il ne faille plutôt se confier à cette notation de Marcel Proust dans *Le Côté de Guermantes :*

L'homme, créature évidemment moins rudimentaire que l'oursin ou même la baleine, manque cependant encore d'un certain nombre d'organes essentiels et notamment n'en possède aucun qui serve au baiser. Et Proust poursuit : *À cet organe absent, il supplée par les lèvres, et par là arrive-t-il peut-être à un résultat un peu plus satisfaisant que s'il était réduit à caresser la bien-aimée avec une défense de corne.*

1. A. Prochiantz, *L'Anatomie de la pensée,* Odile Jacob, 1997.

Chapitre III

DU PRIMITIF

L'erreur de Freud, selon Émile Benveniste, ne serait-elle pas d'avoir voulu *« transposer »* en représentation temporelle « ce qui lui paraît primitif dans l'homme » et d'avoir ainsi produit dans la pensée l'illusion d'un en-deçà de l'histoire et de la civilisation ?

L'idée d'un *« primitif d'origine »* risque d'entretenir en effet ce mythe spéculatif d'un état forcément archaïque soustrait à l'œuvre de civilisation et qui accorderait ainsi une naturalité irréductible à la vie psychique. « …Car, écrit Benveniste, c'est bien dans l'histoire de ce monde-ci qu'il [Freud] projette ce qu'on pourrait appeler une chronologie du psychisme humain [1]. »

L'appréciation de Benveniste ne saurait traduire exactement l'intention freudienne faisant appel à l'imagination d'un *primitif.* Elle procède d'une critique *intellectuelle* de l'usage prêté à Freud de l'opposition entre mythe et histoire – laquelle, à vrai dire, intéresse bien peu le psychanalyste. Mais si on devait toutefois tenir pour une « erreur » l'imagination d'un primitif d'origine, ne faudrait-il pas aussitôt – ainsi que le suggère Benveniste – lui reconnaître une véritable fécondité. Car une telle erreur

1. E. Benveniste, *Problèmes de linguistique générale,* éd. Gallimard, Paris.

est propre à accroître la tension imaginaire dont est porteur le mot de « primitif » amplifié par l'inspiration goethéenne de la pensée de l'origine. Le primitif est *inactuel* et il n'est donc, en aucune façon, historisable. Par contre cette inactualité aurait ceci de particulier qu'elle rendrait distinctement et intensément perceptible l'actualité psychique de tout événement. Le tourbillon de la pensée qui, d'après Walter Benjamin, fait sortir l'historien de ses représentations discursives aspire la vue vers une *origine – le primitif de la vue de l'origine* – dissuade le commentaire narratif toujours trop respectueux du déroulement temporel et pourrait aller jusqu'à remettre en cause l'idée assez confuse de processus. En bref : *disons déjà que le primitif exigerait le contact immédiat avec la matérialité de la chose et pour cela, devrait s'abstenir du recours à la pensée du processus.* Car la pensée n'est-elle pas d'elle-même portée à devoir respecter le temps du processus – comme par concession à la subjectivité. Alors, elle se ralentit et, en prenant trop de temps pour penser, elle émousse l'acuité de sa vue. L'imposition du primitif qui est générateur d'une sorte d'angoisse sacrée, est celle du silence. La vue de l'interprétation y parvient parfois en un mot. Alors faire glisser le primitif dans un « primitif d'origine » aiguise et renforce le *psychique* en vue de ce qu'il y a de plus physique pour le psychique. Écouter la matérialité psychique de toute parole comme s'écoute un rêve, ne devrait-il pas être rappelé une fois encore, nous dit Freud en 1924, comme ce dont le psychanalyste ne saurait se passer s'il devient psychanalyste avec son patient ?

Certes, poursuit encore Émile Benveniste, Freud n'avait pas à demander au langage historique ce qu'il devait pouvoir continuer à trouver dans le mythe et dans la poésie. D'autant que « justement dans les sociétés primitives, loin que la langue reproduise l'allure du rêve, c'est le rêve qui est ramené aux catégories de la langue, en ce qu'on l'interprète avec des situations actuelles »[1]. Ce qui revient à prétendre non sans justesse que la langue, selon les mots de Ludwig Binswanger, rêve bien avant que nous nous soyons mis à rêver. Le rêve n'est peut-être pas constitué à partir de restes diurnes mais des *restes diurnes* de la *langue*. Ce serait grâce à cette générosité métaphorique des choses de la langue (au sens où l'entend Francis Ponge) que le rêve façonnerait les images qu'il y puise. Et alors, la primitivité ne se donnerait-elle pas pour ces images donnant à voir, en retour, toute la réalité extérieure.

L'ouvrage de Karl Aber, *Sur le sens opposé des mots originaires* (1884) avait, comme on le sait, fortement inspiré Freud au point d'apparaître à sa lecture comme un véritable puits de ressources en vue de la théorie du rêve et de l'interprétation. Sans doute ce qui compte, c'est *une* origine du langage. Cependant Freud n'est pas Herder et non plus Schelling. Pour lui, la question de l'origine ne vaut qu'au regard des *sens opposés* et donc d'une ambiguïté – littéralement *Zweideutigkeit*, « à double entente » – qui fait que la langue coexiste les contraires dans les mots de la parole. L'ustensilité fonctionnelle des mots au service de la communication humaine s'est développée avec les progrès de la civilisation qui assure, ce faisant, une maîtrise humaine sur les choses de la nature. Ainsi sont concevables les *objets* – leur objectalité tout comme leur objectivité. Mais ne disparaît pas pour autant la *manifestation d'un primitif tout à la fois matériel de la chose et du psychique*. Et si la langue témoigne, dans ses expressions, d'une œuvre de civilisation, elle ne fait pas disparaître la primitivité phonique-gestuelle des mots. Recherchant en

1. *Op. cit.*, p. 83.

ceux-ci – *à même l'écoute analytique de la parole* – les gestes phoniques du sens – sorte de langue première sinon fondamentale de l'inconscient – Freud ne manque pas de s'interroger sur ces unités primitives propres à garantir une non-destructivité tandis que la perfection de l'état civilisé est signe de sa propre fragilité. Car le primitif est inaltérable et cela tient peut-être à l'extraordinaire plasticité du matériau de ses formes.

Quant au « civilisé » porteur des formations de compromis qui le produisent, il est soumis à une puissante destructivité humaine qui devrait dissuader de prôner un humanisme de la civilisation.

L'« Égyptien primitif », pense Abel, communique avec d'autres en faisant appel à ces « images dites déterminatives qui, placées derrière les signes-lettres, précisent le sens de ceux-ci sans être elles-mêmes destinées à être prononcées »[1]. Freud appelle ici un *imprononçable de l'échange* tel que l'effectue le rêve raconté dans la situation analytique : l'écoute recevrait ainsi bien plus de cet imprononçable que par l'intention de communication et de signification des représentations verbales. Et n'est-ce pas pour ainsi dire *hallucinatoirement* que l'analyste perçoit le régressif et forme dans sa propre régression l'interprétation ? On n'a, sans doute, pas assez précisément compris la fonction de l'hallucinatoire dans l'interprétation ainsi que ce qu'elle exige de fantasmatique (ou onirique) de l'appareil psychique.

Il est donc certain que la civilisation d'une langue est d'autant plus assurée contre les forces destructrices de la communication inter-subjective consciente qu'elle a laissé survivre en elle l'oralité de ses locutions populaires,

1. S. Freud., « Sur le sens opposé des mots originaires », trad. fr. de Bertrand Féron, *in L'inquiétante étrangeté*, Gallimard, Paris, 1985.

de ses contes et légendes ainsi que de sa magie poétique. Alors l'originaire primitif – *Urpflantz* ou bien *Urmensch* – entre dans une sorte *d'image-avant* – *Vorbild* – qu'on peut appeler « prototype » ou encore transcendantal d'une forme ne se rencontrant pas dans le monde extérieur et dont la production effective est soumise à l'altération par le temps. *L'a-temporatité* du *Zeitlos* de l'inconscient ne serait pas tant une « catégorie » de l'inaltérable que cette *condition régressive de l'écoute analytique* pour se donner accès à la primitivité de la forme vivante. On doit alors pouvoir nommer la forme vivante telle qu'elle se voit dans le langage, sans avoir même à la décrire. Ou alors, l'écrire sans la décrire. Les traces écrites/dessinées de la forme vivante appartiennent à ce *temps pétrifié* du fossile. C'est le fossile qui détient inanimé le vivant conservé. Dans un travail antérieur déjà consacré à « la régression » (in *Le Site de l'étranger*, 1995), j'avais avancé cette idée que le rêve est le psychique *animé* du primitif vivant inanimé et que l'*appareil psychique* du chapitre VII de *L'Interprétation des rêves* où la régression trouve son schéma conceptuel d'un point de vue topique, peut aussi se penser de façon diagrammatique comme fossile. J'ajouterai ici que le fossile – qui est ainsi capable de conserver le vivant à l'état inanimé – détient l'inaltérabilité du primitif en mouvement. Car si le fossile est une pétrification du temps qui lui ôte son pouvoir d'altération, il préserve la *stylistique de la forme* qui – dans le contexte anthropologique de l'histoire de l'art où Aby Warburg concevait la forme en mouvement – qui est essentielle ici à une théorie de la régression dans la situation analytique. La propriété de l'*hallucination négative* que connaît le rêve consiste en cette *absentisation d'une personne en présence.* Au point que nous serions conduit à nous demander si la stylistique de la forme ne serait pas l'écriture de trace du mouvement du primitif. Et alors pourquoi ne pas oser dire – sur le chemin du commentaire de la *Gradiva* – que *le primitif se donne comme pur phénomène de la présence de la personne ou manifestation de survivance.*

Plus paraît passager(e) – voire éphémère – l'apparence, plus elle se voit indestructible. La formulation de Freud est, à cet égard, tout à fait exemplaire : « Das *primitive Seelische ist in vollsten Sinne unveränganglich.* » « L'animique primitif, au sens plein, est incapable de passer. » Ce qui est passager peut prendre toute l'apparence des formes naturelles : c'est pourtant l'être des acquisitions de l'état civilisé qui se trouve le plus intérieurement menacé de destruction. Mais une telle destruction ne touche pas la primitivité de l'âme. La survivance de l'« animique » – en dépit du sentiment qu'il donne, au travers de la pathologie, d'avoir été détruit – ne serait pas concevable hors de cette *vision.* Le géologique est bien ce matériau imaginaire d'un temps hors le temps de la mémoire : il porte l'écriture sans effacement sinon celui de l'oubli négligent ou effrayé des hommes.

Dans son texte « *Actualités sur la guerre et sur la mort* », Freud se montre en effet soucieux de marquer la particularité des développements animiques : « C'est, dit-il, que les développements animiques possèdent une particularité qui ne se rencontre plus dans aucun autre processus de développement. Quand, en grandissant un village devient ville, un enfant devient homme, village et enfant disparaissent alors dans la ville et dans l'homme. Seul le souvenir peut reporter les anciens traits sur la nouvelle image ; en réalité les formes ou les matériaux anciens ont été mis de côté et remplacés par de nouveaux. » Quelque fragile qu'il soit dans l'expression consciente de la mémoire, le *souvenir de la souvenance* – réminiscence de la régression – est *pensée d'image* : il conserve les traits vivants de la forme en mouvement. « L'état animique put bien, des années durant, ne pas s'être manifesté, il n'en subsiste pas moins, tant et si bien qu'il peut un jour redevenir la forme unique, comme si tous les développements ultérieurs avaient été annulés, défaits *(rückgängig gemacht worden wären)*, cette extraordinaire plasticité des développements animiques n'est pas illimitée quant à sa direction. On peut la désigner comme une particulière capacité à la rétrogradation *(Rückbildung)* – régression *(Regression)* – car il arrive bien qu'un stade de développement ultérieur et plus élevé, qui a été abandonné, ne puisse pas être de nouveau atteint. » L'animique primitif – « au sens le plus plein, incapable de passer » n'appartient pas à la visée de passé du souvenir car il ne relève pas de la durée phénoménale des états subjectifs du temps : la régression est une restitution de la survivance de la forme vivante que l'on pouvait croire détruite. Freud écrit encore dans ce texte : « Ce qu'on appelle les maladies de l'esprit provoque nécessairement chez le profane l'impression que la vie d'esprit et d'âme a été la proie de la destruction. En réalité la destruction ne concerne que des acquisitions et des développements ultérieurs. » Mais si la régression témoigne de la plasticité des développements animiques et des conditions humaines de leur restitution intacte, une telle régression – topique – ne trouve lieu que dans la situation qui lui accorde la disposition de reconnaissance adéquate. Pour peu qu'une telle disposition soit voilée ou faussée, cette même régression peut inverser son sens et se mettre au service corporel du sommeil de l'âme. De même qu'il écrit en 1912 *« Sur quelques concordances entre la vie psychique des sauvages (Wilden) et des névrosés »*, Freud en appelle à ce qui est *primitif (primitiv)* pour dénommer et nommer l'inquiétante étrangeté de l'humain. C'est cette inquiétante étrangeté qui est involontairement sollicitée par la situation analytique. Et c'est elle qui nous fait toucher à la sacralité de l'inhumain en présence. Le primitif, disions-nous, vient à l'encontre du processus. Dans l'angoisse d'une division du moi – division ou scission sans laquelle aucune écoute analytique ne serait possible – le primitif vient au-devant telle la manifestation d'une frontalité obscure absorbant toute la vue. L'excès de l'humain engendre, dit Freud, une « incertitude intellectuelle » ou un doute suscité par ce phénomène troublant qui consiste à ne plus savoir « si quelque chose est animé ou inanimé ». C'est ainsi qu'il arrive aussi que « l'inanimé pousse trop loin sa ressemblance avec le vivant ». La *régression transférentielle* ne prend-elle pas parfois une telle intensité angoissante de manifestation de présence de l'informe ? Mais n'est-ce pas ici le point d'appel de l'interprétation ?

Dans le compte-rendu qu'il consacre au livre de G.H.Luquet sur *L'art primitif* [1], Georges Bataille sollicite cette mise en rapport de « l'art grossier et déformant » et de la « représentation de la forme humaine ». « Par abus », dit-il, on dénomme « primitif » un art qui serait une pratique de l'« altération ». *Altération* du support jusqu'à sa destruction mais aussi altération au sens où cette destruction produit le passage d'une forme dans une autre forme. La forme qui résulte de cette altération est inconnue de l'informe et elle procède pourtant de l'action violente du mouvement de l'informe. Dans les productions dites « primitivistes » des formes animales, les détails les plus remarquables sont très rigoureusement respectés au point qu'ils rendent la forme animale parfaitement reconnaissable. « Mais, ajoute Bataille, les dessins et les sculptures qui ont été chargés de représenter les Aurignaciens sont

1. *Documents*, éd. J.-M. Place, t. 2, p. 389-390.

presque tous informes et beaucoup moins humains que ceux qui représentent les animaux »[1]. L'informe primitif de la figure humaine n'appartient donc pas au même plan que la manifestation des pratiques cultuelles entrant dans la culture humaine. Et ici l'art de l'altération est, en un sens, un art de la restitution l'étrangeté humaine passant par la mort.

Ce qu'il faut appeler ici *art de l'altération* ne relève pas seulement de la technique des changements d'état : c'est un art qui pourrait être dit *art du cadavre* – pour autant que celui-ci dispose de la capacité de putréfaction mais aussi de production des phénomènes animiques de survivance. Bataille précise : « Le terme d'altération a le double intérêt d'exprimer une décomposition partielle analogue à celle des cadavres et en même temps le passage à un état parfaitement hétérogène correspondant à ce que le professeur protestant Otto appelle le *tout autre*, c'est-à-dire le sacré, réalisé par exemple dans un spectre » (note en bas de page)... ?. Cette note est appelée par l'idée quasi totémique de l'approche progressive de la forme animale. La décomposition et la putréfaction du cadavre auraient quelque chose d'absolument horrible pour la pensée dès lors que la représentation s'en empare. Menacés par une *mélancolie mortelle* privée de l'espérance du deuil, les humains auraient été conduits à un choix totémique d'évitement où la forme de la tête animale est ce masque que, pour son salut, le visage doit à l'horreur. Et ce qu'on appelle un masque primitif – je pense ici aux masques animaux de l'Afrique de l'Ouest, par exemple au Burkina Faso[2] – est un masque qui, par sa manifestation

1. *Ibid.*, p. 392.

2. *Masques animaux d'Afrique de l'Ouest*, Société des amateurs de l'Art africain, éd. Sepla, 1995.

animale, exprime des sentiments humains : c'est l'altération qui révèle le visage et, finalement, c'est le masque qui rend au visage son étrangeté – pour ainsi dire ce qu'il y a, au fond, de terrifiant dans le rapport à l'autre.

« Le terme de primitif, note Claude Lévi-Strauss dans *Anthropologie structurale*, semble définitivement à l'abri des confusions impliquées par son sens étymologique et entretenues par un évolutionnisme périmé. » Sa stabilité serait ainsi entendue comme l'expression de l'indépassable – au sens où Picasso déclarait : « On ne dépasse pas la sculpture primitive. »

Au terme de son travail de 1915 intitulé *Negerplastik*[1], Carl Einstein avance cette idée que « le masque n'a de sens que s'il est inhumain, impersonnel, c'est-à-dire quand c'est une construction pure de toute expérience individuelle ». Grâce à l'art du théâtre, l'Européen peut partager quelque chose de la pratique du masque africain ; par contre tous excès de psychologie subjective souvent caractéristiques du théâtre européen vont à l'encontre de cette *« construction »* qui appelle *le contact avec le divin.* « J'aimerais dire que le masque c'est l'extase immobile », ajoute Einstein. Et encore : « C'est le moment d'expliquer aussi l'expression singulièrement figée des visages. Cette fixité n'est rien d'autre que le dernier degré d'intensité de l'expression, libérée de toute origine psychologique, elle permet en même temps l'élaboration d'une structure clarifiée[2]. »

Le visage dispose ainsi, grâce au masque et par lui, une primitivité qui tient dans cette *immobilité fixe* portant une

1. *In* Rowell M., *Qu'est-ce que la sculpture moderne*, trad. fr. de Liliane Meffre, éd. G. Pompidou, MNAM, Paris, 1986, p. 353. Réédité en 1998 par L'Harmattan, dans la même traduction, sous le titre *La sculpture nègre*.

2. *Ibid.*, p. 353.

présence à la plus forte intensité (celle de l'ancêtre ou du dieu) : c'est alors le masque qui capte, détient et révèle à la fois ce qui d'un visage est passager et le plus fragilement vivant. En ce sens, le masque n'a pas à choisir entre être animal ou être humain : *il est le masque entre humain et animal.* Il détient ainsi ce que Carl Einstein appelle « pouvoir d'autométamorphose ». Sans doute, les masques animaux ont-ils cette particularité de sauver le visage humain de la destruction. Et l'acte de tuer l'animal n'est certainement pas étranger à une nécessité du salut qui commande de payer en retour « le tribut à la bête abattue et grâce à elle devenir plus proche du dieu ». L'horreur concerne la décomposition cadavérique d'un visage humain. C'est le néant absolu qui revient à être une destitution du primitif.

Ainsi que je l'ai indiqué dans *Le Site de l'étranger,* en l'absence de *visage en face,* la mémoire de la régression transférentielle restitue aux visages leur masque d'ancêtre. On dirait plutôt que l'essence du masque est ici donnée par la seule approche d'ébauches ou d'esquisses de visages aussitôt disparus qu'ils apparaissent. Le transfert comporte ainsi un totémisme animal de l'imago de l'ancêtre : rien ne sera explicitement reconnaissable et c'est la seule ressemblance qui portera le pouvoir de faire venir par réminiscence des ressemblances. L'évitement mélancolique de la régression transférentielle est tout entier là – *dans cette souvenance qui sauve le visage du néant.* Car le déshumain ne commence-t-il pas toujours – jusque dans le quotidien des hommes – par une perte des visages ?

Mais revenons encore au texte de Carl Einstein pour lui prêter plus d'attention. Après avoir fort justement rappelé à quelles erreurs conduit le préjugé évolutionniste portant sur un primitif inférieur, ce que l'auteur va dégager dans *La sculpture nègre* c'est la pertinence d'une opposition entre des systèmes de représentation « européenne » (ainsi que le discours qui les organise) et la modalité primitive du sacré dans la sculpture africaine. Pour notre propos ce que la lecture veut retenir concerne plus précisément l'opposition primitif-civilisé telle qu'elle apparaît à la même époque – et dans la même culture – dans l'œuvre de Freud. Chez celui-ci cette opposition n'est pas, à proprement parler, dialectique : elle joue, comme on l'a vu, sur la destructibilité des œuvres de la civilisation et sur l'indestructibilité des formes du primitif. En tant qu'il préserve ces formes (rêve, délire, symptôme), le *paradigme de la névrose* détient, en effet, ce modèle de la névrose comme œuvre de civilisation humaine disposant en elle, selon certaines conditions, de garder vivants les moyens humains d'empêcher la destruction. Et, par son projet et le processus de sa méthode, la psychanalyse ne répond-elle pas à cette espérance de voir la névrose accomplir individuellement cette œuvre de civilisation de l'humain par le retour régressif du langage sur ce qui, en chacun, est primitif. Mais rien n'est jamais vraiment une fois pour toutes acquis et les œuvres humaines les plus modestes soient-elles ont vite fait de basculer de nouveau dans le chaos. D'où la défiance à l'égard des institutions accomplies de l'être civilisé : le fiasco est en germe dans tous projets ignorant la fragilité des acquisitions. Freud ne met-il pas constamment en garde après 1918-1920, les psychanalystes eux-mêmes lorsqu'ils sont tentés par la « psycho-synthèse » ou encore et surtout par la recherche de résultats thérapeutiques obtenus grâce à des moyens de nature médicale ou philosophique. Ce que Freud désigne, ce sont tous procédés de pensée qui viseraient à réduire le temps du traitement psychanalytique et à adopter des modes de représentation psychique qui méconnaissent l'inconscient. Ainsi la seule croyance dont dispose l'analyste dans la cure est l'animisme !

Carl Einstein n'adopte certes, pas le même point de vue. Mais ses analyses rencontrent ici celles de l'œuvre de Freud.

Que Giacometti, Picasso ou Brancusi aient contribué à la découverte d'une primitivité de la création sculpturale dans l'art africain revient à soutenir que c'est l'espace cubique qui devient le révélateur de la puissance tectonique de la sculpture. Carl Einstein analyse les modalités d'un refoulement dont le primitif fait l'objet : c'est la prévalence accordée au recouvrement par le pictural au détriment de ce qui est *plastique* et donc *vivant*. Le refoulement procéderait comme la peinture, per *via di porre*. Mais c'est aussi le renforcement que la pensée consciente accorde à l'illusion tri-dimensionnelle concentrée dans la représentation d'un en-face sous l'apparence d'un avant. L'illusion appartient à une rhétorique de la pensée discursive et elle abolit la brutale frontalité du rêve. La représentation *perspective* de l'espace soutient et accentue la pensée de l'opposition entre intérieur et extérieur et elle justifie l'extériorité de l'objet. Le temps est lui-même dans sa conception grammatico-philosophique représenté selon une spatialisation d'esprit perspectiviste : l'opposition présent-passé ne concerne pas seulement le concept d'une mémoire remémorative mais elle légitime l'idée d'une profondeur ancrée à l'intérieur et dévaluant la *surface de l'apparition*. Ainsi ce que chercherait à réaliser le « civilisé européen » c'est une cohérence telle de l'objet – congruent à l'objectivité formelle du *penser*. Dans ces conditions, la présence ne dispose plus de l'*apparaître* et, en s'objectivant, les temporalités de l'œuvre deviennent externes à la matérialité des formes vivantes de la création.

Ce qu'on pourrait appeler ici le *cognitivisme* de la représentation est un physicalisme de l'objet de pensée. Et l'une des conséquences est la dimension conversationnelle de la fonction spectatrice – cela jusque dans la *théorie.* « Le spectateur, écrit Carl Einstein, fut intégré à la sculpture dont il devint la fonction désormais inséparable (par exemple pour la sculpture fondée sur la perspective) [...] La sculpture était un sujet de conversation entre deux personnes. » C'est donc une seule et même chose que de penser l'objet dans sa représentation « spectaculaire », d'en produire la théorie de pensée et de lui attribuer une discursivité de communication intersubjective. La recherche de l'effet sur celui qui ne voit plus – le *spectateur en conversation* – transforme les sculptures en « périphrases de l'effet produit ». Il en résulte que l'artiste créateur européen civilisé » sculpte en spectateur(s) au préalable devenu(s). Alors c'est la discursivité du spectateur qui produit théoriquement la sculpture. La disparition du primitif – son refoulement majeur et, par la suite, son oubli – passe pour un progrès dans la civilisation dès lors que c'est l'ingénierie de l'esprit qui, en produisant l'objet-sculpture, promeut une communauté théorique des regards conversationnels. « La construction de l'espace, ajoute C. Einstein, fut sacrifiée à un procédé secondaire, étranger même à ce domaine, c'est-à-dire à celui du mouvement de la matière. Le préalable à toute sculpture, l'espace cubique, fut oublié. » Prisonnière de la représentation spectatrice de la forme, la plasticité étouffe la matérialité de la masse. Le temps ne se voit plus lorsque l'espace s'extériorise : « L'œuvre d'art doit donner l'équation générale de l'espace. » Elle doit « absorber complètement l'espace ». On devrait alors pouvoir ajouter que l'a-temporalité – qui accroît la sculpturalité de l'espace – est co-extensive d'une primitivité excluant la discursivité spéculatrice. Et un tel accroissement de la force exige la concentration des temps dans la frontalité de la masse. Mais cela ne saurait vouloir dire que l'œuvre ne dispose plus de sa génération vivante dans sa matérialité. L'a-temporalité commande seulement que rien n'entraîne à reconstituer la discursivité d'une représentation en perspective sur l'objet. Et ce qui est à proprement parler le mouvement de la régression concerne le processus selon lequel la discursivité se défait.

Ce que Carl Einstein appelle « vision plastique pure » relève non pas d'une quelconque esthétique de la beauté (radicalement récusée), mais d'une qualité de la perception que l'on pourrait dire ici « endo-psychique ». Ce n'est pas une vue extérieure à la sculpture qui décide de la pureté de la vision plastique mais c'est l'action de l'espace engendré par la sculpture qui bouleverse – donne mouvement aux formes internes – celui qui en accueille et accepte l'angoisse. Les analyses produites par Carl Einstein explorent ici la puissance religieuse de cette vision éminemment corporelle de l'âme par l'âme *en présence* de la sculpture. « L'art du Noir est avant tout déterminé par la religion (...) L'exécutant façonne son œuvre comme le ferait la divinité ou celui qui en a la garde, c'est-à-dire qu'il a, dès le début, pris ses distances par rapport à l'œuvre qui est le dieu ou son réceptacle. Son travail est une adoration à distance (...) *(La sculpture africaine)* ne signifie rien, elle n'est pas un symbole ; elle est le dieu qui conserve sa réalité mythique close, dans laquelle il inclut l'adorateur, le transforme lui aussi en un être mythique et abolit son existence humaine. Le caractère fini et clos de la forme et celui de la religion se correspondent, de même que le réalisme formel et le réalisme religieux » (in *La sculpture nègre*). L'élaboration de la forme « jusqu'à ce qu'elle soit parfaitement refermée sur elle-même » fait du dieu une réalité mythique secrètement close. Semblable puissance de la « masse compacte » de la forme ainsi complète exclut la signification ainsi que le symbole. La matérialité de la forme frontalement donnée dans sa masse, c'est la présence en personne.

Dans ce même texte de *La sculpture nègre,* Carl Einstein guette évidemment les risques de voir glisser le terme de « primitif » non seulement dans un préjugé évolutionniste mais aussi du côté d'un exotisme romantique qui lui ôterait la vertu d'une qualification de la vision dans sa nature physiquement psychique.

Les recherches aujourd'hui poursuivies par Georges Didi-Huberman – sur les écrits de Carl Einstein comme sur l'œuvre de Aby Warburg – devraient nous aider à élargir le champ de réflexion psychanalytique sur la régression. Son récent travail sur « L'image survivante. Aby Warburg et l'anthropologie tylorienne » (...) est précisément consacré à *ce Nachleben* – entre symptôme et fantôme – de ce passé anachronique venant au jour du présent réminiscent (...). Le dégagement de la notion de régression par rapport à un évolutionnisme simplifié passe certainement par une meilleure et plus adéquate évaluation dans la psychanalyse de la fonction du rêve dans le silence et l'interprétation.

Chapitre IV

L'ANGOISSE AUX YEUX

L'*angoisse des yeux* – ou peut-être vaudrait-il mieux dire l'*angoisse aux yeux* – accorde-t-elle à l'*organe* cette imagination d'être par essence *génital* en devenant, par excellence, *organe de la vue* ?

Qu'est-ce à dire ? L'expression assez inhabituelle d'*« Augenangst »* venue sous la plume de Freud dans son écrit sur « L'inquiétante étrangeté » ne saurait équivaloir à une crainte somme toute assez banale de « perdre les yeux » ou de « perdre la vue ». Cette expression, si elle est, comme on dit, fantasmatique, reste muette si on se contente de la traduire par « angoisse oculaire » – choix qui est fait par la nouvelle traduction. Ou encore, si la banalité est l'une des formes qu'emprunte le refoulement, l'angoisse cliniquement si répandue de perdre la vue n'est-elle pas déjà atténuée par rapport au fantasme de l'énucléation ? Elle devrait, pour cette raison, retenir toute notre attention sur le danger intensément éprouvé qui fait de l'organe de la vue le *lieu de l'angoisse* ?

Car *Augenangst*, c'est l'*angoisse*, l'angoisse aussi bien en tant qu'elle affecte la vue, qu'elle vient par les yeux et touche aux yeux qui voient. L'intérêt de l'expression ici utilisée par Freud n'est pas seulement d'identifier par déplacement l'angoisse de castration sur « l'organe le plus précieux », mais d'avancer cette hypothèse que l'angoisse est *angoisse de castration parce qu'*elle est un affect de la vue, au sens où la vue est affectée par un fantasme. La qualification génitale de l'organe – servant de prototype à la représentation hypocondriaque de tout organe – ne saurait se concevoir hors de cette détermination visuelle que vient à révéler l'angoisse jusque dans la parole elle-même. Dans l'expérience des cures analytiques, n'observons-nous pas que la prévalence d'une plainte hypocondriaque s'accompagne de cette crainte d'avoir perdu l'acuité visuelle et avec elle la vivacité de pensée, l'impuissance sexuelle étant invoquée simultanément dans le même sens ? Et on peut se demander si le destin hypocondriaque de l'angoisse de castration ne trouve pas dans la parole de la plainte dépressive une effectuation de ce qu'un patient appelle « une véritable cataracte de la sexualité ».

Depuis les *Trois essais*, il pouvait paraître à Freud relativement aisé de défendre cette idée que « le plaisir sexuel n'est pas simplement rattaché à la fonction des organes génitaux ». Dans sa contribution de 1910 sur « Le trouble psychogène dans la conception psychanalytique », il est dit pour commencer que « les aveugles par hystérie » – qui peuvent parvenir à une cécité par autosuggestion – ne sont aveugles que pour la conscience : « *Dans l'inconscient, ils sont voyants* » (souligné par nous). Cette idée que « dans l'inconscient, ils voient » est en rapport avec la dissociation entre les processus conscients et les processus inconscients de la vision. Et Freud rappelle que « le plaisir sexuel n'est pas seulement rattaché à la fonction des organes génitaux : la bouche sert au baiser tout aussi bien qu'au manger et à la communication langagière, les yeux ne perçoivent pas seulement les modifications du monde extérieur, importantes pour la conservation de la vie, mais également les propriétés des objets par lesquelles ceux-ci sont élevés au rang d'objets du choix d'amour, leurs attraits »[1].

Comme « il n'est facile pour personne de servir deux maîtres à la fois », lorsque l'organe doué d'une double fonction « entre en relation intime avec l'une des grandes pulsions », il se refuse d'autant à l'autre. « L'application à l'œil et à la vision se révèle aisée. Si la pulsion partielle sexuelle qui se sert du regard (le plaisir-désir de regarder), a attiré sur elle, en raison de ses prétentions excessives, la contre-offensive des pulsions du moi (les représentations dans lesquelles s'exprime sa tendance succombent au refoulement et sont tenues à l'écart du devenir conscient), alors la relation de l'œil et de la vision au moi et à la conscience se trouve être tout à fait troublée. Le moi a perdu sa domination sur l'organe qui se met désormais entièrement à la disposition de la pulsion sexuelle refoulée [...] le moi ne veut à présent plus rien voir, dès lors que dans la vision, les intérêts sexuels se sont tellement poussés en avant »[2].

Dans le cas où l'organe « sert les deux pulsions » il faut s'attendre à ce que l'accroissement de sa fonction érogène entraîne des modifications sur son excitabilité et son innervation. Ces « modifications » – tout de même que se modifie l'organe génital – « se manifesteront en tant que troubles dans la fonction de l'organe au service du moi »[3]. Freud va jusqu'à penser les « modifications toxiques » qui affectent l'organe : la toxicité sexuelle dont la vue est alors le siège équivaut à celle qui a lieu dans l'organe génital. Ainsi l'*excessive* érogénéisation de l'organe de la vue est non seulement responsable de la défonctionnalisa-

1. S. Freud, *dans : Œuvres complètes*, X, PUF, 1993, vol. X, traduction P. Cotet, p. 183.
2. *Ibid.*, p. 185.
3. *Ibid.*

tion de la vision au service de la conscience et du moi, mais elle entraîne de plus une *véritable assimilation de cet organe de la vue à l'organe génital.*

L'intérêt pour Freud de repartir de la dissociation hystérique est, comme nous l'avons ici rappelé, de concevoir une « vision inconsciente » tandis que se manifeste une cécité à l'égard du monde extérieur. Cette vision inconsciente – pour ainsi dire entièrement et purement sexuelle – est celle-là même qui accorde au rêve la visualité plastique qu'on lui reconnaît. Mais il faut ici pousser l'hypothèse plus loin et avancer cette idée que l'hypocondrie du rêve fait de la vision une fonction optique-génitale qui justifie que toutes formes ainsi imaginées dans le sommeil *sont* des formes génitales. Le rêve ne serait pas autre chose que cette manifestation du phénomène de « l'inconscient optique » au sens où ce qu'on appelle « visuel » (par distinction du visible) serait la vision détachée de la représentation de l'organe génital, tandis que celui-ci devient un véritable « appareil optique ». Tout se passe alors comme si le modèle physiologique de la vision était bel et bien celui des « pulsations » de l'organe génital.

Dans son livre paru aux États-Unis en 1993 et intitulé *The Optical Unconscious*[1], Rosalind Krauss prête une attention précise à certaines compositions de Max Ernst (par exemple, *Le rêve d'une petite fille qui voulut entrer au Carmel*) et à Duchamp (l'*Optique de précision*), ces deux artistes ayant, comme on le sait, fait porter leurs recherches sur les conditions de production de phénomènes visuels au moyen d'effets optiques. Les disques tournants du Duchamp servent, chez celui-ci, l'exploration de la constitution de l'image, et, selon R. Krauss,

1. R. Krauss, *The Optical Unconscious*, The MITT Press, Cambridge-London, 1993.

Max Ernst rapporte les découvertes optiques de Duchamp dans l'espace du rêve. Citons ici plus précisément R. Krauss : « Mais surtout, l'*Optique de précision* témoigne de la profondeur avec laquelle, pour Duchamp, la constitution de l'image est associée à la présence d'un battement : ici, la palpitation lente d'une spirale, qui se contracte et se détend de manière biorythmique en se gonflant ou se rétractant (...). Et, ici aussi, la pulsation s'accompagne de l'impression d'une altération structurale de l'image qui ne prend forme que pour se dissoudre – l'impression d'un sein palpitant s'efface devant celle d'une concavité utérine qui à son tour se gonfle comme le plissement d'un œil qui cligne [1]. »

R. Krauss insiste justement – dans une perspective freudienne – sur ce « projet de réintégrer le visuel dans le corporel, de rendre à l'œil (en opposition à l'opticalité désincarnée de la peinture moderniste) sa condition d'œil qui fait partie d'un organisme, d'organe qui peut être exposé au même titre que n'importe quelle autre zone à la force de l'érotisation » [2]. Ce qui est ici en cause – dans une physiologie fantastique de l'organe –, c'est non pas tant la déconstruction de l'*image* mais son *animalisation*, autant dire alors son *extraordinaire élasticité* produite par sa sensibilité aux excitations. L'image visuelle procède d'un tissu complexe et l'*organe génital* reste ainsi le prototype de l'organe de la vision. La « nature pulsatile de la vision » (Krauss) fait donc clairement de celle-ci un modèle de fonction littéralement *psychophysiologique* : c'est une fonction de l'organe génital et *la vue est un affect de l'organe.*

Afin d'étayer et ainsi de renforcer cette thèse, il

1. Rosalind Krauss, « La pulsion de voir », *dans : Les cahiers du Musée national d'art moderne*, 29, 1989, p. 40.

2. *Ibid.*, p. 41.

convient de prendre toute la mesure de l'audace freudienne telle qu'elle s'exprime dans *Pour introduire le narcissisme* (1914). Peu après l'évocation par Freud de l'analyse du cas Schreber – dont l'étude détaillée serait ici fort éloquente au sujet du visuel et des nerfs –, Freud revient sur l'*hypocondrie* et sur le caractère prototypique de l'*organe génital* en état d'excitation : « Eh bien, nous connaissons le modèle *(Vorbild)* d'un organe douloureusement sensible, modifié en quelque façon *(irgendwie verändert)* sans être pour autant malade au sens habituel : c'est l'organe génital en état d'excitation. Il est alors congestionné *(blutdurchströmt)*, turgescent *(geschwelt)*, humide *(durchfeuchtet)*, et le siège de sensations diverses [1]. »

La *modification* de l'organe sans qu'il y ait atteinte lésionnelle joue, à propos de l'organe génital, sur une apparente indistinction entre le masculin et le féminin. Les qualifications de l'irrigation sanguine (allure congestionnée de l'organe), de l'enflure ou turgescence, de l'humidification, accordent à la *modification (Veränderung)* le véritable *aspect de l'érogénéité.* « Les considérations tirées de la théorie sexuelle nous ont depuis longtemps habitués à cette conception que certaines autres parties du corps – les zones *érogènes* – pourraient remplacer les organes génitaux et se comporter de façon analogue à eux [...]. Nous pouvons nous décider à tenir l'érogénéité pour une propriété générale de tous les organes, ce qui nous autorise à parler de l'augmentation ou de la diminution de celle-ci dans une partie déterminée du corps. À chacune de ces modifications de l'érogénéité dans les organes pourrait correspondre une modification parallèle de l'investissement de libido dans le moi » [2].

1. Dans : *La vie sexuelle*, Paris, PUF, 1970, p. 90.
2. *Ibid.*, p. 90.

Le *disque* tournant de Duchamp (dans *Anemic cinema* et dans les *Rotoreliefs*) produit sur un mode non analogique une optique de copulation : le disque est un *œil*, mais en tournant il s'informe/déforme/transforme en un *sein* excité tel un gonflement de *pénis*, et dans sa rotation il s'*invagine* en *organe génital féminin*. L'*amorphie* – plutôt que la métamorphose – est l'effet produit sur la vue qui regarde, cette vue étant ainsi *modifiée* par l'appareil de l'organe. Il s'agit bien, en effet, d'un appareil optique qui révèle à la vue l'étrangeté de la vision. Une telle étrangeté survient comme la *découverte* de la plasticité tissulaire de l'organe qui restitue celui-ci dans sa véritable « fonction » d'érogénéité. Et il faut comprendre comment l'imagination de l'appareil – la *Bildungskraft* de l'appareil jusque dans son schéma – prend en charge l'intensité.

Si l'angoisse – en ce qu'elle est *angoisse de castration* – accorde à la *vue* la valeur d'un *point d'appel* et, pour ainsi dire de *lieu psychique* de figuration et d'interprétation, il faut alors convenir que l'angoisse de castration « ne recèle pas de secret plus profond ni d'autre signification » (Freud) que *cette angoisse portée jusqu'à l'horreur de perdre les yeux*. La *primitivité* de la vue – ainsi que se pense la chose depuis la vue par la *fenêtre* de l'homme aux Loups – qualifie ici le *scénique du sexuel*. Voir, c'est avoir déjà vu. Le *Chœur* de l'*Œdipe roi* dit alors, face à l'horrible spectacle d'Œdipe ensanglanté, que la folie est encore pire pour la parole que l'acte d'automutilation. Si la vue est de cette façon détruite, n'est-ce pas toute la parole qui chavire et fait « tourner » le moi sorti de ses gonds.

Dans *L'inquiétante étrangeté*, il n'échappe pas à Freud que l'*angoisse de castration* acquiert, en quelque sorte, sa lisibilité à partir du sentiment d'étrangeté. Cette lisibilité est *lisibilité de l'hermétique* et donc de l'*énigmatique puissance de signification de ce qui aurait dû rester caché*. « L'étude des rêves, des fantasmes et des mythes nous a ensuite appris que l'angoisse de perdre les yeux, l'angoisse de devenir aveugle est bien souvent un substitut de l'angoisse de castration *(Kastrationangst)*. Même l'auto-aveuglement *(Selbstblendung)* du criminel Œdipe n'est qu'une atténuation de la peine de castration qui eût été la seule adéquate selon la loi du talion. On peut bien essayer, suivant le mode de pensée rationaliste, de récuser la réduction de l'angoisse oculaire *(Augenangst)* à l'angoisse de castration ; on trouve compréhensible qu'un organe aussi précieux que l'œil soit surveillé par une angoisse d'intensité proportionnelle ; on peut même aller jusqu'à affirmer que l'angoisse de castration elle-même ne recèle pas de secret plus profond ni d'autre signification. Néanmoins, on ne rend pas compte de cette manière de la relation de substitution *(Ersatzbeziehung)* qui se manifeste dans le rêve, le fantasme et le mythe, entre l'œil et le membre viril *(zwischen Auge und männlichen Glied)*, et l'on ne pourra contester l'impression que justement la menace de perdre le membre sexuel suscite à son encontre un sentiment obscur particulièrement fort, et que c'est seulement ce sentiment qui confère sa résonance à la représentation de perdre d'autres organes[1]. » Ajoutons qu'il faudrait ici admettre avec Aline Petitier que c'est l'inquiétante étrangeté qui induit, par clivage, la perception de régression chez l'analyste. C'est l'analyste qui, en refusant le clivage ou non d'une intégrité statuaire de son moi, peut se défendre contre l'inquiétante étrangeté de ce qu'exprime le patient de s'en tenir à une sorte de représentation du manifeste. *Serait-ce alors l'analyste qui craindrait de devenir aveugle* afin de se protéger contre la violence du gouffre ouvert par la parole de patient ?

1. *L'inquiétante étrangeté* (traduction nouvelle), Paris, Gallimard, p. 231-232.

Tout se passerait donc comme si *intensité de la vue* et valeur du membre sexuel étaient placées dans une telle réciprocité de déterminations inconscientes que, pour rendre compte de la *relation de substitution*, il fallait en effet avoir recours à l'obscure et profonde signification de la *génitalité de l'organe* de la vue. Autrement dit, toute interprétation qui symboliserait l'angoisse de perdre les yeux par simple signifiant d'équivalence avec la perte de l'organe génital, ne serait pas erronée mais elle méconnaîtrait la *fonction de voir* en ce qu'elle est *primitivement – cette fonction de l'organe génital qui voit le sexuel*. Il est donc particulièrement intéressant de déployer la condensation freudienne que recèle l'expression « angoisse aux yeux ». La lecture de *L'homme au sable* sur laquelle s'appuie l'exposé de Freud, éclaire encore mieux l'*obscurité* nécessaire de la condensation : l'attaque des yeux exorbite le regard et fait rouler le moi dans une vertigineuse menace de folie. Le mot « organe » ainsi que le signifiant de la « perte » facilitent évidemment la connotation privilégiée de ce fait que *la vue est le lieu d'élection de l'intensité psychique et de la résonance angoissante du fantasme de castration*.

Freud argumente avec insistance. Ceux qui allégueraient le thème de *L'homme au sable* « pour affirmer que l'angoisse oculaire est quelque chose d'indépendant du complexe de castration » sont vraiment les adversaires de la psychanalyse. On peut être surpris par le motif tout à coup invoqué, mais on aurait tort, en réalité, de sous-estimer l'enjeu. C'est que la vision est *la* fonction sexuelle de l'organe et joue pour le *moi* un rôle si primordial que toute affection fantasmatique de l'organe de la vue entraîne un véritable affolement du moi à l'instar de la parole qui ne pourrait plus parler droit. Le *conte* d'Hoffmann livre nombre de détails qui témoignent d'un accroissement du processus de dépossession du moi engendré par le progrès de l'inquiétante étrangeté dans la vue. Ces *détails* sont comme des restes du quotidien familier – restes de vie, *Lebenreste* – qui ne pourraient entrer dans le matériau du rêve de la nuit et qui, tenus à l'extérieur deviennent des fragments séparés dont l'effet produit une extraordinaire *violence physique du psychique.* Comment parler d'une angoisse phobique chez l'analyste à l'égard de ce qui est régressif – *psychique* – chez le patient ? L'homme au sable est certes un substitut du « père redouté dont on attend la castration « (voilà pour la doctrine), mais c'est seulement la méthode psychanalytique qui nous permet de prendre – par le détail – la mesure de l'intensité du processus ici en action.

Nathanael est « résolu » à se délivrer de l'horrible Coppélius réapparu sous les traits du mécanicien piémontais qui se fait appeler Giuseppe Coppola. Se délivrer de la malfaisante influence qu'exerce sur son esprit Coppélius capable de prendre d'autres formes en se manifestant, c'est pour Nathanael « venger la mort de son père » : la mort de ce père aimé, ayant fait alliance avec Coppélius au point de faire craindre qu'il soit damné éternellement, avait au moins rassuré Nathanael car l'aspect du visage de ce père « était redevenu doux et bon, comme de son vivant ». Mais cela ne pouvait faire oublier à Nathanael les traits horribles du visage de Coppélius « profondément gravés dans [son] esprit ». Et la vision de ce visage atteste combien peut être puissante sur un autre visage – celui du père – l'expression de l'horreur lorsque celle-ci prend figure d'homme et d'humain.

L'analyse du scénario à laquelle se livre Freud – notamment en note de son écrit – est tout à fait *exemplaire.* Je la résume ici. La production de la fiction de deux pères (le père et Coppélius) passe par de nouveaux dédoublements, générateurs de l'augmentation de l'angoisse sous l'apparence de la tentative de « résolution ». Et la fiction met en scène l'ambivalence et le clivage sous-tendant l'ambivalence. Un père menace d'aveugler : la castration est « prise » dans l'hypnose exercée par le père sur le fils. L'autre père – le même autre sous les traits idéalisés du père bon qui « demande grâce pour les yeux de l'enfant » – appartient au souvenir d'enfance que ressuscite le visage paisible de la mort. Et quand on sait combien les visages peuvent se défaire sous l'effet diabolique de la cruauté et paraître se recomposer en une figure sereine, l'enfant reçoit de la vision, de façon mélangée, l'angoisse et l'apaisement momentané. Tout repose donc ici, dans le scénario, sur ce que Freud désigne comme *« clivages de l'imago paternelle »*. Et ce sont ces mêmes clivages qui sont responsables des *figures de la série paternelle* engendrant l'illusion d'identité entre Nathanael et la poupée Olympia – au travers de la rencontre amoureuse avec Clara. « Cette poupée automatique, nous dit Freud au sujet d'Olympia, ne peut être rien d'autre que la matérialisation *(Materialisation)* de l'attitude féminine *(feminische Einstellung)* que Nathanael avait à l'égard de son père dans sa prime enfance. »

Clara – objet des penchants amoureux de Nathanael – n'est certes pas ce qu'on appellerait une femme-poupée. Et pourtant le récit de E.T.A. Hoffmann fait allusion à certains traits de sa personne qui éclairent quelque peu le choix de Nathanael. « Clara ne pouvait certainement pas passer pour belle (...). Cependant les architectes vantaient les élégantes proportions de sa taille, les peintres ne savaient reprocher à ses épaules, à son cou et à sa poitrine, qu'un excès de chasteté dans les formes ; et ils s'extasiaient d'une commune voix sur sa magnifique chevelure de Madeleine, et extravaguaient à qui mieux mieux sur le coloris de sa peau digne de Battoni... »[1].

On sait aussi que Clara, dont le regard et le sourire sont constamment animés par la vie, a une manière d'être qui lui valut « l'accusation de prosaïsme, de froideur et d'insensibilité ». Cette étrange beauté de Clara entre pour beaucoup dans l'idéalisation amoureuse – narcissique visuelle – de Nathanael lui-même soumis tel un « jouet » au jeu cruel des puissances occultes et au ressassement des sombres pensées sur la fatalité subie par l'homme qui se croit libre. *Dans une certaine mesure*, seule l'apparition souriante si vivante de Clara à sa pensée peut momentanément le sortir de son humeur aussi grise et menaçante que le visage de Coppélius. Dans ses fantaisies morbides, Clara n'est-elle pas aussi *altérable* ? Ne voit-il pas tout à coup le terrible Coppélius qui « touche les yeux charmants de Clara ; aussitôt ils jaillissent de leurs orbites et, sanglants, tels des charbons rouges et embrasés, tombent dans le cœur de Nathanael : Coppélius alors le saisit et le jette dans un cercle de feu qui tourbillonne, siffle, mugit et l'emporte avec la vitesse de la tempête (...). Mais au milieu de ce fracas sauvage, la voix de Clara se fait entendre : « Me voici ! Ne peux-tu donc pas me voir ? Coppélius t'a abusé : ce n'étaient pas mes yeux qui brûlaient ainsi ton cœur, mais des gouttes ardentes de ton propre sang ; j'ai mes yeux, regarde-moi donc[2] ! »

Clara ne trouvera pas vis-à-vis de Nathanael la voie de guérison poursuivie par Zoe Bertgang avec Norbert Hanold. En un sens, Nathanael voue un véritable culte à

1. E.T.A. Hoffmann, *L'homme au sable – Le magnétiseur*, traduction Henri de Curzon, Paris, édition bilingue Zoe Biface, 1994, p. 26-27.

2. *Ibid.*, p. 30.

la poupée Olympia dont la mécanique d'automate imite la vie tout en la préservant de l'altération par la vie. Et la *matérialisation* de l'attitude féminine à l'égard du père joue ici de façon redoublée l'ambivalence inconsciente vis-à-vis de l'imago dédoublée (père terrifiant/père bon).

Il est clair que l'intérêt porté par Freud à la poupée Olympia sous cet aspect de l'identification du jeune homme à l'attitude féminine, concerne tout à la fois et de façon intriquée l'*animé/inanimé*, les *figurations de la castration* (idéalisation du père/inaltérabilité du pénis ou encore idéalisation fétichique du corps féminin comme équivalent d'un pénis non castrable), la *fonction de la vision* capable de produire la folie du redoublement par dédoublements en série au moment même où les yeux sont dotés du maximum d'intensité. La longue note de Freud mérite d'être citée ici car elle comporte de façon condensée toute l'explicitation du phénomène de *matérialisation* : « Ses pères [*de Nathanael*] – Spalanzani et Coppola – ne sont en effet que des rééditions [*neue Auflagen*], des réincarnations *(Reinkarnationen)* du couple de pères de Nathanael ; les paroles de Spalanzani affirmant que l'opticien a volé les yeux de Nathanael (...) pour les insérer dans la poupée, ne peuvent se comprendre autrement et prennent leur sens comme preuve de l'identité d'Olympia et de Nathanael [*als Beweis für die Identität von Olympia und Nathanael*]. Olympia est pour ainsi dire un complexe détaché de Nathanael qui vient à sa rencontre sous les traits d'une personne » [1].

La notion de « complexe détaché » faisant ainsi retour « sous les traits d'une personne » accorde à la personne toute sa valeur d'illusion visuelle (narcissique) du Moi [2].

1. S. Freud, *L'inquiétante étrangeté, op. cit.*, p. 233.
2. P. Fédida, *Le Site de l'étranger*, Paris, PUF, 1995.

La présence de la personne produit, dans ces conditions, la formation optique de l'autre comme illusion d'identité. Dans sa note, Freud ajoute encore : « La domination qu'exerce sur lui [*Nathanael*] ce complexe trouve son expression dans l'amour follement obsessionnel [*unsinnig zwanghafter Liebe* : littéralement "amour insensé de contrainte"]. Nous sommes autorisé à qualifier cet amour de narcissique et comprenons que celui qui en est la proie devienne étranger à l'objet d'amour réel. Mais la justesse psychologique de l'idée que le jeune homme fixé à son père par le complexe de castration est incapable d'aimer une femme est corroborée par de nombreuses analyses de malades, dont le contenu est certes moins fantastique, mais guère moins triste que l'histoire de l'étudiant Nathanael [1]. »

Comme on le voit, Freud fait ici usage des expressions habituellement employées par lui pour parler du *processus transférentiel : Neue Auflagen (nouvelles éditions), Reinkarnationen (réincarnation)*. L'illusion visuelle de la « présence en personne » joue complètement, comme dans le rêve, à la différence que ce n'est pas à proprement parler un rêve, et que l'angoisse de l'inquiétante étrangeté en est accrue. Et la *poupée* assure ici une fonction d'autant plus importante que, « complexe détaché » venant à la rencontre sous les traits d'une personne, elle condense la femme et le pénis (détaché) idéalisés donc inaltérables, ainsi que l'identité féminine du jeune homme projetée comme objet d'amour du père. Insérer les yeux de Nathanael dans la tête de la poupée, c'est produire cette *forme métonymique* (fétichique ?) de *l'organe génital visuel,* et c'est mettre en rapport le psychique animé avec l'automate mimant le vivant. Comme le dit encore Freud, « l'inanimé pousse

1. S. Freud, *op. cit.*, p. 233.

trop loin sa ressemblance avec le vivant »[1]. Cette ressemblance est à la source de l'inquiétante étrangeté.

L'animisme de l'enfant – qui « ne fait généralement pas de distinction entre l'animé et l'inanimé », en traitant sa poupée comme un être vivant – le protège, en un sens, contre l'angoisse, et surtout lui donne une capacité constante à mettre en jeu les figures de l'identification et de la désidentification passive/active. Mais le retour de l'animé sous cet aspect de la ressemblance avec le vivant défait la vision et ainsi engendre le dédoublement-redoublement de l'organe visuel génital sous une forme qui, bien sûr, rend méconnaissable le contenu de la castration dans l'angoisse.

Le psychique devrait rester inanimé ! Tout se passe donc ici comme si l'inquiétante étrangeté provenait de cette intense animation, ou mieux, de la mise en mouvement physique-optique de l'inanimé (insérer les yeux dans la poupée) : là s'engendre cette « ressemblance avec le vivant ». Tandis que l'empreinte minérale du vivant conserve la vie (c'est ainsi que se désigne le fossile) sous un aspect de l'inanimé, c'est la manifestation du psychique animé (l'hallucinatoire transférentiel) qui engendre l'inquiétante étrangeté d'une ressemblance de l'animé avec le vivant[2]. Freud donne une indication supplémentaire de ce phénomène à propos des *Élixirs du diable* : la conscience et le refoulement assurent une sorte de fonction de péage face à la survenue de l'angoisse de l'étrangeté. Dans *L'homme au sable,* ce qui est particulièrement mis en valeur, c'est ce qui arrive à la vision du fait de sa sexualisation exclusive, et parce que

1. Freud écrit : « *Das Leblose die Anhlichkeit mit dem Lebenden zu weit treibt.* »

2. Voir notre chapitre sur « La régression » dans : *Le Site de l'étranger.*

la vision est ainsi détachée du moi. Les yeux peuvent *rouler* par terre, être déplacés dans d'autres orbites. La folie du tournoiement s'empare de la parole jusqu'au vertige du moi et à son chavirement dans le suicide. Dans le prolongement de ces hypothèses, j'ajouterai que dans tout ce commentaire de Freud, c'est de la régression tranférentielle qu'il est question. La régression est, alors une telle puissance de mise en mouvement du psychique et d'animation de l'inanimé qu'elle serait, à certains égards, intolérable à l'appareil psychique de l'analyste.

Le conte nocturne du transfert livre ici son objet de cruauté ! L'inquiétante étrangeté n'est-elle pas augmentée et ne devient-elle pas celle de la situation analytique lorsque se produisent ces processus-limites où la personne de l'analyste ne peut plus être absentisée de sa présence et où celle-ci tend à s'automatiser en un « appareil à influencer » (cf. Tausk) ? Le risque de psychotisation du transfert est bien connu des analystes, et Harold Searles a su, dans ses écrits, décrire aussi exactement que possible le phénomène de dé*personnalisation* de l'analyste sous l'effet des projections persécutives produites par l'étrangement du moi, par l'angoisse de dépossession du moi-propre du patient. L'étude de *l'Unheimlich* donne à Freud l'opportunité de décrire cette substitution du moi étranger au moi propre, la division du moi, la permutation du moi, le « retour permanent du même » : « (...) de sorte que l'un participe au savoir, aux sentiments et aux expériences de l'autre, de l'identification à une autre personne, de sorte qu'on ne sait plus à quoi s'en tenir quant au moi propre – donc dédoublement du moi *(Ich-Verdopplung)*, division du moi *(Ich-Teilung)*, permutation du moi *(Ich-Vertauschung)* –, et enfin du retour permanent du même *(die beständige Wiederkehr des Gleichen)*, de la répétition des mêmes traits de visage, caractères, destins, actes criminels, voire des noms à travers plusieurs générations successives »[1].

La crainte de perdre la vue, certes : telle est *l'angoisse aux yeux* de *l'Augenangst.* Mais si on reste au plus près des angoisses infantiles – présentes à l'hallucinatoire régressif du transfert – qui *touchent* les yeux parce qu'ils voient et qui peuvent être vus en ce qu'ils voient (deviner dans les yeux les pensées les plus secrètes), l'angoisse aux yeux est alors l'angoisse dans le moi, tout entière angoisse venant de la vue. L'angoisse aux yeux est l'angoisse du fait qu'il y a *vue* et que la parole ne saurait préserver le moi de cette angoisse. L'angoisse aux yeux commence avec les chuchotements de la parole, à l'endormissement. Elle est précisément dans *L'homme au sable,* l'affolement venant avec le sommeil du marchand de sable et donnant à voir le rêve avant de le rêver dans le sommeil – si toutefois ce rêve peut venir à être rêvé dans la nuit du sommeil. Car le rêve hors du rêve ne serait-il pas alors « ces grains de flamme embrasés qui doivent être répandus dans les yeux de l'enfant » ? Et si, plus prosaïquement – mais ce n'est pas banal ! –, on avait toutes raisons de penser que l'érogénéité du regard de la curiosité de l'enfant est bien tournée vers le corps féminin en son entier et sur l'étrangeté d'un sexe dont il faut bien le doter, l'angoisse aux yeux tente de prélever sur ce corps une forme féminine inaltérable – cette forme même de la féminité d'un pénis détachable. La poupée n'est pas un pénis féminin, elle est *le pénis en tant que femme ressemblant au vivant.* Certes, la poupée procède de l'identification au féminin dans l'amour pour le père : elle est surtout une formation de projection du pénis, de nature oculaire. La poupée qui condense la désignation de l'organe génital masculin réa-

1. S. Freud, *op. cit.*

lise ainsi – matérialise, dirait-on – la fonction idéale purement métonymique de production d'une *vision* du pénis hors castration. Enfin, la toute-puissance de la poupée est double. D'une part, elle est *automate,* c'est-à-dire pouvant s'animer et s'inanimer comme si elle était vivante. Et d'autre part – mais de façon connexe –, parce qu'elle représente l'organe visuel génital détaché, elle fait retour de façon terrifiante dans une intensité de mouvement qui menace le sujet de folie et d'anéantissement.

C'est après avoir assisté à l'opéra à un spectacle des *Contes d'Hoffmann* que Hans Bellmer commença à concevoir et à fabriquer ses poupées. Par tous les moyens plastiques et photographiques, Bellmer exploite complètement cette vision de la poupée issue de la *schize* de l'œil : il la rend fendue, partagée, dédoublée, il multiplie les poupées comme le rêve multiplie et redouble le symbole génital. Ainsi que l'écrit Rosalind Krauss, Bellmer fait « apparaître l'inquiétante poupée dans des espaces tout à fait familiers, des intérieurs domestiques – allongée dans la cage de l'escalier, en équilibre dans le placard de la cuisine, vautrée sur un lit défait –, mais toujours projetée dans un rôle phallique. Souvent privée de ses bras, et réduite par conséquent aux volumes bombés et gonflés d'un torse pneumatique, la poupée est la figure même de la tumescence ; ou bien réduite à deux paires de jambes accolées bout à bout et appuyées contre un arbre, elle est rigidement érectile. Mais dans cet appariement qui est aussi une multiplication, un appariement de paires, on peut aussi reconnaître la stratégie de redoublement du rêveur »[1].

L'onirique bellmerien des espaces familiers est surtout celui des *restes* quotidiens diurnes – précisément ces

1. Y.A. Bois et R. Krauss, *L'informe, mode d'emploi,* Paris, Éditions du Centre Georges Pompidou, 1996, p. 189.

espaces où la forme détachée engendre leur milieu d'apparition.

Dans son texte très court de 1922 sur « La tête de Méduse », Freud, rappelons-le, rassemble en quelques remarques ce qui a trait à l'angoisse dans la vue. La vue de l'organe génital féminin – « vraisemblablement un organe adulte, ourlé de cheveux, au fond celui de la mère » – concerne, chez le petit garçon, la perception de *l'ombre* qui appartient à la manifestation de l'inquiétant. Les cheveux de la tête de Méduse sont le plus souvent figurés par des serpents – ceux-ci pourtant horribles à la vue « servent (...) en fait à atténuer l'horreur, car ils remplacent le pénis dont le défaut est la cause de l'horreur ». Et Freud ajoute aussitôt. « Une règle technique : multiplication des symboles du pénis signifie castration, se trouve confirmée. » La rigidité induite par la vue face à la tête de Méduse correspond à l'érection du pénis – donc « dans la situation originelle, la consolation du spectateur. Il a encore un pénis, il s'en assure par sa rigidification ». Et Freud va vers cette conclusion : « Si la tête de Méduse remplace la présentation de l'organe génital féminin, ou plutôt si elle isole son effet excitant l'horreur de celui-ci excitant le plaisir-désir, on peut se souvenir que la monstration des organes génitaux est encore connue par ailleurs comme action apotropeïque [1]. »

L'opération visuelle consistant en une rigidification et en la production de formes séparées de pénis multipliés survient au regard dans la perception d'un manque. L'angoisse aux yeux ne saurait seulement se dire « angoisse d'un manque ». La fente du sexe féminin produit la *manifestation* de ce qui est redouté – la séparation

1. S. Freud, *Œuvres complètes*, Paris, PUF, citations extraites de la traduction de J. Laplanche, p. 163-164.

dans le moi et le dédoublement de celui-ci – pour s'en défendre, mais c'est la défense ainsi produite qui entraîne l'angoisse dans son augmentation.

Il ne serait pas concevable de penser la régression hors des opérations de clivage que produit la situation analytique. Il ne serait de même pas imaginable qu'une interprétation ne perçoive pas de dédoublements et redoublements à l'œuvre dans le fantasme de castration. L'accent mis ici sur la fonction de la vision dont on sait l'importance du fait du dispositif analytique (l'abandon du *face à face*) rappelle que la formation de l'interprétation a partie liée avec les modifications engendrées chez l'analyste par la régression.

Chapitre V

L'INTERPRÉTATION ET SON ACTE DE MEURTRE

Au terme de son roman *L'agent secret*, Joseph Conrad décrit très lentement la *situation* dans laquelle se trouvent Verloc et sa femme alors qu'a eu lieu le meurtre de Stevie à qui Verloc chargea de transporter la charge explosive à Greenwich Park pour cette cause dérisoire d'un anarchisme ridicule. Stevie retrouvé les membres en bouillie, mêlé comme un tas informe à un amas de gravats, était ce frère débile de Winnie Verloc : peut-on encore appeler un meurtre ce qui ressemble à un feu d'artifice de chairs sous l'effet de l'explosion de la bombe transportée par l'innocent ? L'inspecteur Neat chargé de l'enquête ne saurait se laisser entraîner à une métaphysique de l'informe : il est secoué par *ça* sans avoir la ressource de vomir et il dispose aussi de cette *sympathie* qui le porte à imaginer la souffrance d'un humain semblable. Aline Petitier désigne très précisément la révolution interne qui est possible pour l'Inspecteur Principal : c'est le constat policier exigeant qu'il y ait mort d'homme (et non pas seulement déflagration et anéantissement d'un corps) qui sauve, en quelque sorte, l'humanité dernière du semblable – au-delà de l'horreur du déshumain. C'est pourquoi la scène du meurtre de Verloc par sa femme Winnie est de toute première importance. Le récit descriptif de

Conrad va consister à préparer longuement cet instant *de l'acte du meurtre* dont on devine qu'il ne peut plus ne pas avoir lieu (tant il s'agit pour Winnie de sauver son frère et de sauver son désir de femme grâce à ce court espace de liberté) mais dont on ne sait pas quel sera le contenu psychique qu'il prendra au moment où il pourra enfin avoir lieu.

Toute l'écriture de la description est faite ici pour amplifier – accroître jusqu'à l'extrémité de sa tension – ce qu'on appelle un *autre* dans ce moment où *il faut tuer.* En un sens, la narration prend le temps de laisser la description des corps se défaire de leur familiarité quotidienne car – tout près d'un véritable acte sexuel – l'acte du meurtre n'est pas vraiment précédé d'intention (ce qui serait conserver l'autre familier) car il doit survenir à cet instant où l'autre est une nature entièrement étrangère que le fantasme de meurtre ne faisait que reporter. Ce qu'on parvient enfin à reconnaître comme un *autre* n'est-il pas nommé par ce pouvoir du meurtre que nous avions appelé « meurtralité »[1].

Dans divers écrits, toujours rapportés à une *primitivité* de la connaissance humaine, Freud est souvent revenu sur le héros paranoïaque dont l'acuité de vue lui fait savoir que l'autre est avant tout le danger d'être par lui tué. Certes, le paranoïaque généralise et systématise et surtout il méconnaît l'hostilité qui l'anime à l'encontre de l'étranger qu'il craint. Il n'en est pas moins, à cet égard, l'héritier de l'homme primitif *(Urmensch)* pour qui l'*autre* est cet étranger ennemi qu'il faut pouvoir tuer parce qu'il peut tuer. « Ainsi, écrit Freud, l'histoire originaire de l'humanité est-elle remplie par le meurtre[2]. » Les contra-

1. *Cf.* l'article d'Aline Petitier, in *L'Inactuel*, 1999, p. 185-196.
2. P. Fédida, *Le Site de l'étranger. La situation psychanalytique*, PUF, 1995.

dictions ne manquent pourtant pas. Toutefois ce qui domine chez cet homme primitif qui « pratiquait le meurtre volontiers et comme allant de soi », c'est la position inversée qu'il avait à l'égard de sa propre mort déniée : le pouvoir de faire disparaître l'autre – étranger-ennemi – en le tuant, relève de la primitivité de l'autre « en tant qu'autre ». Et le *« psychique »* héritera d'un tel pouvoir dans la capacité en rêve ou dans l'hypnose de faire disparaître/réapparaître l'autre ainsi devenu l'analogon de soi. Dès lors, l'œuvre de civilisation est ambiguë puisqu'elle va consister à éloigner l'autre en un autrui tandis que la mort est elle-même réduite au silence, c'est-à-dire bâillonnée dans le langage qui s'en retrouve inévitablement modifié. L'expérience du deuil – qui concerne les êtres proches aimés – va accomplir cette découverte du compromis et de la sauvegarde narcissique du moi notamment au moyen d'une neutralisation de la menace identifiée au corps de l'autre.

« Les modifications dues à la mort l'amenèrent à décomposer l'individu en un corps et une âme – à l'origine plusieurs ; ainsi donc ses pensées suivaient une démarche parallèle au procès de désagrégation déclenché par la mort [1]. »

Le meurtre qui était l'acte métaphysique par excellence de l'humain s'est trouvé soumis à l'interdiction du « commandement éthique » *(tu ne tueras point).* Freud nous dit qu'un tel interdit de la conscience morale, « avait été acquis auprès du mort aimé, en réaction contre la satisfaction de haine dissimulée derrière le deuil ». Le meurtre devait alors emprunter désormais d'autres voies pour s'accomplir. Le « meurtre d'âme » évoqué par

1. S. Freud, « Notre relation à la mort », *in Œuvres complètes de Freud* (OCP) pour la traduction française, vol. XIII, PUF, 1992, p. 155.

Schreber est, de ce point de vue, le modèle d'une action pouvant être exercée sur l'autre devant aboutir à son élimination sans imputation de responsabilité et sans conscience de culpabilité.

La situation du meurtre accompli par Winnie Verloc sur son mari est très minutieusement observée par le récit de Joseph Conrad. De ce récit, nous ne retiendrons ici que la phase qui précède immédiatement l'acte du geste meurtrier. Verloc cherche sur le canapé la position confortable tandis que Mrs Verloc – à l'aspect quelque peu égaré « à cause du voile noir, pendant comme une guenille contre sa joue et de la fixité de son regard noir posé sur le coin de la pièce que la lumière n'atteignait pas » – restait irrésolue, debout, les épaules appuyées contre la cheminée tel un voyageur accoudé à une barrière. Le « son voilé » c'est cette parole à peine prononcée par Verloc (« Je donnerais n'importe quoi (...) pour n'avoir jamais vu Greenwich Park et tout ce qui le concerne ») : la réalité extérieure est alors physiquement palpable comme des ondes qui se propagent jusqu'à la tête. « Le vœu exprimé par le cœur débordant de Mr. Verloc plongea dans un lieu banni de la mémoire de sa femme. Greenwich Park ! Un parc, des branches brisées, des feuilles arrachées, du gravier, des lambeaux de chair et d'os fraternels, tout cela jaillit d'un seul bloc comme un feu d'artifice. Elle se souvint alors de ce qu'elle avait entendu et en eut la vision. On avait dû le ramasser à la pelle (...). »

Lorsque Mrs Verloc rouvre les yeux, « son visage n'était plus de pierre ». Tout ce qui contractuellement liait Mrs Verloc à Mr. Verloc est en cours de se défaire complètement. « Sa lucidité travaillait sous le contrôle de sa volonté. » Mr Verloc ne peut rien remarquer de ce qui se passe tant il repose « dans cet état d'euphorisme pathétique qu'engendre un excès de fatigue ». Il interprète tout favorablement et veut rompre le silence avec sa femme. Celle-ci répond docilement – en « femme libre » désormais. Elle commandait désormais à son esprit, à ses organes vocaux ; elle sentait qu'elle contrôlait avec une perfection presque surnaturelle chaque fibre de son corps. Son corps lui appartenait entièrement puisque le marché était venu à son terme. Elle y voyait clair. Elle était devenue rusée. Ce fut dans un but très précis qu'elle lui répondit avec une telle promptitude. Elle ne voulait pas que cet homme modifiât en rien sa position, qui convenait fort bien aux circonstances. De fait, l'homme ne bougea pas et elle, toujours appuyée contre la cheminée « dans l'attitude d'un marcheur au repos », « prenait son temps ». Ce qui va commander la mise à exécution de l'acte, c'est cette « erreur » de Verloc issue de sa léthargie narcissique. « Viens ici », dit-il à sa femme sur un ton particulier, un peu brutal, mais où Mrs Verloc reconnut sans peine les accents du désir. Alors elle s'avança « comme si elle était encore une femme fidèle liée à cet homme par un contrat en cours ». Se saisissant discrètement du couteau resté sur la table après que Verloc s'en fut servi pour découper son rôti, elle approche. C'est l'ombre projetée au plafond du bras criminel et du couteau qui fait saisir à Verloc l'imminence et l'ampleur du danger. Le lecteur voit le couteau planté dans la poitrine, n'ayant rencontré aucune résistance, tant l'acte de tuer est ainsi commandé par les forces secrètes d'une énigmatique vengeance portée par la nécessité absolue du deuil. Tandis que Mrs Verloc approche du canapé, la ressemblance de son visage avec celle de Stevie, son frère, augmentait pas à pas jusqu'à apparaître extrêmement troublante. Verloc allongé sur le dos, le regard en haut ne voit rien de cela. Et lorsque Mrs Verloc – ayant réussi son acte de façon parfaite (« le hasard permet de telles décisions ») – lâche le couteau, « sa ressemblance avec son frère s'atténua, redevenant tout à fait banale ». « Presque à la façon d'un cadavre », Winnie jouissait désormais d'une liberté totale qui la délivrait des visions violentes et lui accordait l'irresponsabilité complète et « un loisir sans fin » de n'avoir désormais rien à faire. « Absolument rien à faire puisque l'appel urgent de Stevie à son amour n'existait plus. »

Le roman de Joseph Conrad découvre l'une des déterminations majeures du meurtre : de même qu'il est essentiel que l'inspecteur Heat – selon la démarche policière et judiciaire qui lui revient – retrouve en pensée l'intégralité du corps de Stevie afin que redeviennent possibles des sentiments humains de sympathie que l'on doit à un semblable, de même était-il inévitable que Winnie commette ce meurtre, tourné vers l'homme Verloc, de telle sorte, dirait-on, que ce meurtre restitue à la mémoire de la pensée son ordinaire humain ! Rien n'est possible sans ce meurtre car il en est du mensonge de soi à soi-même – chez Verloc comme chez Winnie comme entre eux deux – à l'image d'une parole rigidement cadavérique qui fait perdre la vie chez les vivants ayant tellement peur de la mort. Tant que Verloc n'a pas reçu le coup assassin, il peut encore rechercher ces compromis sur la mort de l'autre afin d'oublier et de s'endormir le plus vite possible. Ce n'est pas la préméditation d'un meurtre qui rendrait celui-ci possible : c'est l'extraordinaire obéissance soudaine de « chaque fibre de son corps » qui donne à *l'esprit* cette perfection presque surnaturelle pour *tuer l'autre.*

L'angoisse de devoir tuer protégerait encore contre cette reconnaissance de l'autre qui vient avec la subtilité d'un destin se disposer exactement comme il le faut pour être tué. Après avoir tué son mari, Winnie redécouvre celui-ci comme son semblable. « À l'exception du fait que Mrs Verloc respirait, ces deux êtres étaient en accord parfait : cet accord de réserve prudente sans mots superflus, aux gestes rares, qui avait été le fondement de leur vie de famille respectable. » Ne plus bouger. Ne plus penser. L'analogie avec le cadavre restitue à la mort une humanité que le meurtre aurait momentanément mise en suspens. La croyance animiste vient seulement après le meurtre comme après l'explosion de la bombe : la mort est une affaire de semblable, le meurtre non.

Aline Petitier rappelle cette idée avancée par Freud que « ceux qui ont totalement (...) liquidé la pensée animiste n'éprouveront pas l'inquiétante étrangeté de l'inconscient ». Et elle souligne justement que le « trouble de la pensée » – la perception endopsychique d'être deux ou en-deux – exclut que l'inconscient soit aliéné dans une sorte de catégorie cognitive de soi. Le texte de 1915 sur « L'inconscient » dénonçait déjà cet étrange solipsisme philosophique consistant à faire résulter la reconnaissance de l'inconscient d'une opération de conscience : la multiplication des états de personnalité procède d'une démarche qui, ne connaissant pas le « en-deux », ne saurait imaginer un autre-semblable. Le meurtre ne peut pas avoir lieu : c'est pourtant lui seul qui pourrait ouvrir à ce semblable et faire sortir ainsi le moi de son solipsisme.

Abandonner l'animisme primitif ? Peut-on imaginer que c'est le progrès dans la civilisation qui rendrait possible un tel abandon de la croyance ?

On sait que Freud n'a jamais cherché à construire une théorie de l'intersubjectivité dont les philosophes ont tellement besoin pour penser la préexistence d'autrui à la subjectivité humaine. Et si aujourd'hui les psychanalystes – généralement militants d'une pragmatique thérapeutique – font généralement grand cas d'un modèle pseudo-phénoménologique de l'intersubjectivité, c'est au nom de la communication empathique que l'on interpréterait volontiers comme modalité contre-transférentielle de l'emprise sur l'autre dans la peur d'être tué ! La croyance animiste que Freud revendique pour la psychanalyse et jusque dans la pratique du transfert et du contre-transfert dans la cure, est précisément cette croyance défiant l'esprit philosophique, qui est nécessaire à une métapsychologie de l'inconscient, du clivage du moi et – corrélativement – de *l'idée de meurtre* au fondement de la *pensée de l'autre.* On sait que sans cette croyance animiste ne pourraient se comprendre *l'apparence du semblable* et la *nature de sa manifestation.* N'est-ce pas d'ailleurs *l'existence même d'un semblable* qui est cette chose la plus indécise – et peut-être la plus fragile – dans le transfert. L'interrogation rejoint ici celle que porte le texte d'Aline Petitier – dans la psychanalyse n'est-il pas requis de l'analyste que son recours animiste soit précisément cette primitivité qui le rend immédiatement sensible à l'inquiétante étrangeté de l'autre et donc de soi-même ? Autrement dit, *penser* dans l'analyse et rester à l'abri de l'empire sur la pensée des jugements d'existence, n'est-ce pas participer à ce *croire* si puissamment imaginatif et émotionnel qui concerne la réanimation des morts, la manifestation du double, l'intelligence exacte de l'idée de tuer, la toute-puissance de désintégrer les corps et de leur retrouver une apparence de semblable *ad integrum.* Alors faudrait-il se demander, par comparaison avec le *Dichter,* comment l'interprétation se nourrit de la vision des fictions ? Quelle est la *Dichtung* d'une interprétation *(Deutung)* s'inspirant de la puissance meurtrière de pensée du rêve et faisant se transformer l'apparence du semblable ou le faisant disparaître et disposant ainsi du pouvoir de restituer l'inquiétante étrangeté à la connaissance de l'inconscient ?

L'inquiétante étrangeté produit une ressemblance du semblable qui équivaut à un dédoublement et redoublement du moi propre (« mettre le moi étranger à la place du moi propre »), à « une permutation du moi » et enfin, ajoute Freud, au « retour permanent du même, de la répétition des mêmes traits de visage, caractères, destins, actes criminels, voire de noms à travers plusieurs générations successives » (in *L'inquiétante étrangeté*, p. 236). L'interprétation formée à l'inquiétante étrangeté de l'autre-moi du rêve est-elle, dans l'analyse, l'acte du meurtre restitutif à l'autre d'une altérité de semblable non ressemblant ?

Il faudrait alors, en effet, retenir que Verloc enfermé dans son narcissisme de héros peureux, ne sait pas tuer. La bouillie du corps de Stevie produite par l'explosion de la bombe d'un lâche témoigne de cet état d'affolement qui le disposera précisément dans le destin de recevoir le coup meurtrier de Winnie. Le génie de l'art de Joseph Conrad est certainement de restituer à la folie meurtrière cette exacte imagination de l'autre et cette interprétation parfaite qui doit guérir Verloc de sa prétentieuse outrecuidance de sa pensée. C'est cadavre qu'il reçoit alors ce don de l'humanité – son moi n'ayant jamais connu le moindre courage de sa propre étrangeté.

Chapitre VI

CE PEU DE TEMPS À L'ÉTAT PUR

« De l'avenir on ne peut avoir la mémoire », prétend Aristote dans les *Petits traités d'histoire naturelle*. C'est seulement le passé qui est l'intention de la mémoire et en forme le contenu remémorable. Comment imaginerait-on pouvoir aller à l'encontre de semblable proposition qui tombe en effet sous le sens tant la catégorie du passé paraît si distinctement la raison de la mémoire ? Certes, Aristote, dans ce même *Traité*, accorde-t-il à la réminiscence une sorte de fonction motrice attachée au présent : si la réminiscence est proprement humaine, c'est qu'elle a la faculté de reconnaissance : « la réminiscence se produit et le souvenir suit ». Les images qui « meuvent beaucoup » les mélancoliques les empêchent pour l'acte de réminiscence. Ils ne peuvent arrêter ce qui vient de leur mémoire et ils sont alors indisponibles à la réminiscence qui suppose la juste émotion du présent ainsi que le mouvement adéquat de cette émotion.

Que la mémoire mélancolique ait cette agitation fixe qui prive de l'émotion du présent et de l'intériorisation du souvenir de l'*anamnesis*, voilà de quoi nous faire penser comme le temps est ici affecté. Il l'est, en effet, parce qu'il enclôt le passé au point de rendre obsédantes les images de la mémoire agitant le mélancolique dans un cercle infernal. Tandis que le ressouvenir *découvre* la perception du temps, la mémoire pourrait faire courir à la parole le risque de sa répétition et la livrer à l'impuissance d'une délivrance, soit ainsi, à l'épuisement. Ce qui est particulièrement violent dans la mémoire mélancolique c'est que – privée de la perception vivante du temps – elle met en tombeau ce qu'elle chercherait à réanimer. La remémoration obsédante pourrait être cette expression de l'agonie – si l'agonie est bien cette insurrection de la vie que, pourtant, elle cherche à faire mourir. En raccourci, ne dirait-on pas que c'est ce à quoi l'analyste se heurte parfois lorsque le patient renforce et intensifie la remémoration de son passé d'enfant, pour lutter contre la puissance réminiscente d'un transfert dont il craint qu'il l'anéantisse par la violence qu'il porte. Et pourtant, il ne saurait y avoir de ressouvenir de l'infantile hors du transfert et de son rêve.

La pratique psychanalytique nous apprend certainement que la disposition de l'attention de l'analyste (généralement assez clairement perçue par le patient dans la séance) est « traumatogène » pour autant qu'elle se fait *attente* des souvenirs d'enfance. S. Ferenczi en avait exprimé l'intuition technique en recommandant, l'« élasticité » nécessaire afin d'éviter que l'analyste ne s'immobilise dans une attitude psychique d'attente et que le patient chercherait à remplir dans la pensée de la satisfaire. Mais le caractère défensif d'une telle attitude privilégiant la remémoration de l'enfance et le symptôme de la conscience (P. Lacoste) qui l'accompagne, témoigne, nous dit Ferenczi, d'une maîtrise du psychique. Celle-ci renvoie à une angoisse de mort dont l'expression la plus manifeste est la répétition de l'action du violateur : faire en sorte que la mémoire inhibe toute réminiscence et ainsi toute intériorisation réminiscente du vécu qui a formé le souvenir. Autrement dit, privé de son origine émotionnelle dans la réminiscence, le souvenir serait dévitalisé et – en termes aristotéliciens – pourrait être devenu de ces « images » en mémoire qui continuent à agiter sans ouvrir à la perception endopsychique du temps. Et l'« obligation » de se remémorer la mémoire ne serait-elle pas alors une étrange invitation à la reproduction du traumatisme dans une situation paradoxale. Ce que l'analyste aurait fait naître par la mise en mouvement transférentielle du vivant psychique, devrait être nié par l'injonction de la mémoire.

Ferenczi n'a certainement pas ménagé ses critiques à l'égard de tous ceux (Freud y compris ?) qui méconnaissent la force dionysiaque du transfert. Mais ce qui est en jeu dans ces critiques ce sont les attitudes contre-transférentielles défensives qui, selon une certaine acception de la neutralité, visent à étouffer la mort en dévitalisant le vivant. L'analyste qui refuse sa propre régression est dans la position de celui qui en appelle à une mémoire du passé d'où sera retirée l'expérience de la dépossession. Si le séducteur-violateur est bien celui qui s'empare de la sexualité et rend impossible la souvenance du viol, l'acte criminel est de faire en sorte que la mort du psychique rende le langage désormais impuissant à témoigner de ce qui a eu lieu. L'événement peut être remémoré factuellement mais la violence de l'anéantissement est neutralisée.

Comme on le sait dans le cas des sévices sexuels notamment incestueux subis par les enfants, l'événement peut être rapporté, il peut même être longtemps après, raconté mais il reste fixe et la parole qui lui est donnée n'en délivre pas. Certes s'agit-il, dans ce cas, de la mémoire de l'acte sexuel mais il faudrait ici tenir une telle mémoire pour emblématique de la mémoire de l'événement traumatique qui n'a pas disposé de son temps de constitution en souvenir. Car après tout, en poursuivant cette hypothèse, ne devrait-on pas avancer l'idée que le traumatique est cette destitution du temps d'intériorisation du vécu de l'événement ou encore cette « destruction » des potentialités temporelles propre à une réminiscence ? La mémoire de ce qui s'est passé est, en un sens, entièrement fidèle et l'image de cet événement garantit son non-oubli : mais ce qui a fait défaut, c'est en quelque sorte, le *terrain* spatio-temporel pour que l'appropriation interne ait lieu par le souvenir. Comme s'il fallait ici encore oser cette pensée que, dans une vie, tout dépend d'une véritable capacité du souvenir à se donner un à venir. Et cela, dans le présent.

Précisément, autour des deux mots *ausgraben* et *erinnern*, Walter Benjamin a su désigner des choses tout à fait essentielles que la psychanalyse devrait faire siennes. « La langue, écrit-il, explicite ce fait : que la mémoire n'est pas un instrument qui servirait à la reconnaissance du passé, mais qu'elle en est plutôt le médium. » C'est « le médium du vécu, comme le soi est le médium dans lequel les villes antiques gisent ensevelies »[1]. Exhumer *(ausgraben)* le passé prend cette forme d'une action qui n'a pas à s'effrayer de revenir toujours au même. La représentation d'une mémoire en strates est, en un sens, incontournable puisqu'il s'agit d'un équivalent de fouilles. Et l'attention peut être portée aux « images » ainsi déterrées qui prennent toujours cet aspect d'images isolées. Mais « il se leurre complètement celui qui se contente de l'inventaire de ses découvertes, sans être capable d'indiquer dans le sol le lieu et la place où est conservé l'ancien ». Et Benjamin

1. W. Benjamin, *Denkbilder*, traduit par Catherine Perret dans son livre *Walter Benjamin sans destin*, éd. La Différence, 1992. Ce texte est aussi contenu dans le recueil.

ajoute aussitôt : « Car les véritables souvenirs ne doivent pas tant rendre compte du passé que décrire précisément le lieu où le chercheur en prit possession »[1]. Enfin : « le vrai souvenir doit aussi donner l'image de ce qu'il se rappelle ». Il le donne « de manière épique et rhapsodique ». Ainsi les « véritables souvenirs » sont des *souvenirs au présent*[2]. Ce sont donc des souvenirs dont la réminiscence apporte la croyance vivante du présent vécu. « Celui qui se souvient voit le lieu où il se tient, parle ce "présent" qu'il habite[3]. » Et pour que ce présent ne soit pas assimilé au *präsentisch* de l'image du rêveur dans son rêve (bien que le rêve puisse éclairer sur la croyance), le présent produit par le souvenir est dans une localité engendrée par la perception du temps. Ce lieu du présent du souvenir est, en ce sens, constitutif d'une expérience.

On sait que Benjamin faisait précisément du souvenir d'enfance « sa » *théorie de l'expérience* (« Le souvenir d'enfance est la racine de ma théorie de l'expérience »). *Enfance berlinoise* ressuscite certes des souvenirs de l'enfance mais c'est avant tout l'expérience de la constitution de ces souvenirs qui compte car elle accorde au souvenir sa « vérité ». « Le souvenir, comme des rayons ultraviolets, écrit Benjamin, révèle à chacun dans le livre de la vie une écriture qui, invisible, annotait comme une prophétie le texte[4]. » Cette *écriture* invisible est celle dont sont faits les lieux des souvenirs. Alors qu'il est possible de se *ressouvenir dans le moindre détail* des volets clos de

1. *Ibid.*, p. 76.
2. L'expression est de Catherine Perret dans le livre cité.
3. C. Perret, *op. cit.*, p. 77.
4. W. Benjamin, *Mythe et violence*, trad. de M. de Gandillac, éd. Denoël, p. 260.

l'hôpital, de la boîte à ouvrage de la mère, du poêle de la matinée d'hiver, de la pomme « fruit sombre et chaud », de la marche à l'école, ce sont les lieux qui semblent porter un regard de mort. Ces lieux de l'enfance voient la mort qui est là parce que les lieux sont ainsi faits pour le souvenir qu'ils ne voient pas autrement. Alors, « il faudrait... aider la mort », faire que quelque chose se passe. Et pourtant ce deuil sans fin ne serait-il pas ce dont le souvenir a besoin pour se ressouvenir ? Catherine Perret a fort bien explicité ce processus : « *Après l'accomplissement* livrait la clé de ce singulier procédé de décalcomanie qui en isolant l'image intensifie la crise dont elle ne serait sinon que le cache, exacerbe en elle la forme du temps, dit cette urgence qui ne connaît pas de dépassement mais implique le saut dans le présent[1]. » Et ailleurs, elle cite « ce peu de temps à l'état pur » où Proust *voit* s'ouvrir un instant à l'infini la béance de la mort dans la vie elle-même, pour ainsi dire la vie. Nous vieillissons non pas du poids des événements de notre vie mais de ce fait que nous n'avons jamais pris le temps de vivre nos deuils et nos drames intimes. Dans « Pour le portrait de Proust », W. Benjamin écrit notamment : « Les rides et les plis du visage sont les enregistrements des grandes passions, des vices, des savoirs qui se sont exprimés en nous mais nous, les maîtres, nous étions absents »[2]. Là encore, se retrouve la certitude de cette pensée que *nous ne savons pas devenir nos souvenirs* et que notre recours à la mémoire est faute de mieux parce que nous avons couru le temps et nous avons négligé toute l'espérance du souvenir. La mélancolie pourrait être d'ailleurs cela – un affect du temps négligé.

1. *Op. cit.*, p. 126.
2. In *Mythe et violence*, *op. cit.*, p. 326.

L'attention ici prêtée à ces écrits de Walter Benjamin nous éclaire suffisamment sur l'hypothèse qui sous-tend notre développement. Est-ce que notre pratique psychanalytique nous porte à *donner lieu à la mort* dans le ressouvenir de l'enfance ? Il s'agit moins de rechercher une mort oubliée ou un mort encrypté (bien que cela puisse être le cas, notamment dans la dépression) que de pouvoir qualifier *le lieu du souvenir* comme un lieu toujours d'extrême fragilité, à la limite de l'inquiétant étrange qui tient la mort en suspens et pour cette raison, où rien ne se passe. Si la grêle pouvait au moins casser les vitres, pensait Benjamin. Tout est présent à la mémoire et le récit pourrait raconter, voire même restituer les événements heureux. Mais dupe comme il est de sa mémoire, celui qui raconte dans sa séance d'analyse est encore celui qui n'a pas le temps. Et pourtant lorsque la tonitruante mémoire laisse faire la Pénélope de l'oubli, c'est en effet la mort qui est là juste dehors, derrière la porte, ce que seul l'ennui du jour reconnaît. La subjectivité du souvenir serait cette espèce de conquête sur l'ennui de telle sorte que la mort ne soit pas étouffée et réduite au silence. Ce qu'il y aurait alors de vivant au présent dans le souvenir c'est bien le lieu qui le donne, « loggia » de la mort. Dans l'analyse, le ressouvenir venu du transfert et du rêve (ce que j'ai appelé ailleurs « présent réminiscent ») ne peut « remonter » que si ses lieux lui sont reconnus comme ces lieux psychiques d'une extrême fragilité que l'ennui cherchait à faire disparaître en venant au secours d'un sommeil terrible de fatigue.

Freud a certainement eu raison de se demander si nos souvenirs d'enfance sont des souvenirs émanant de notre enfance, des souvenirs éclos plus tard des événements vécus dans notre enfance ou sont des souvenir rapportés à notre enfance. Insignifiants quant à leur contenu mais d'une extrême netteté dans le plus petit détail, les *souvenirs-écran (Deckerinnerungen)* ressemblent, à certains égards, au contenu des rêves. Peut-être ont-ils le même matériau que le rêve. « Les souvenirs-écrans, écrit Freud, contiennent non seulement quelques éléments essentiels de la vie infantile mais véritablement tout l'essentiel. Il ne faut que savoir l'expliciter à l'aide de l'analyse. Ils représentent les années oubliées de l'enfance aussi justement que le contenu manifeste des rêves en représente les pensées. » L'essentiel, « tout l'essentiel » : le rêve qui est « mémoire de l'infantile » offre cet avantage de ne pas être reconnu comme une mémoire par le rêveur lui-même. L'essentiel de l'infantile ne serait pas restituable par la mémoire et c'est seulement le *rêver* qui en ouvrirait l'accès, dans ce langage qui ne saurait être celui du récit du passé et qui ne pourrait être que la parole qui a vu en dormant. Cet essentiel de l'infantile n'est pas dans un contenu toujours à découvrir : c'est, dirait-on, sans risquer la tautologie, l'infantile même. Cela est précisément à entendre comme ce temps de constitution du souvenir par l'écriture du devenir.

De la mélancolie il resterait sans doute à dire qu'elle allégorise (Benjamin) les images dont la mémoire est pleine. Il resterait encore à dire qu'elle est aussi cette maladie de la mémoire qui longtemps espère tirer de ses propres forces autodestructrices une remise en vie du souvenir. La mort est son symptôme, c'est-à-dire sa chute. Faute qu'ait pu être préservée la mort dans l'expérience du souvenir.

Chapitre VII

UN GRAND AVENIR DERRIÈRE LUI

« *Un grand avenir derrière lui* ». C'est la parole que prononce Lenehan en réponse à O'Molloy : « Et cependant il mourut avant d'entrer dans la terre promise. » Alors Lenehan y est allé d'une sentence : « *Un-de-ces décès-subito-presto-encore-que-d'une-longue-maladie-suite-et-fin... Et avec un grand avenir derrière lui* » (James Joyce, *Ulysse*, p. 140).

C'est ainsi que les choses peuvent être dites. Elles *doivent être* dites ainsi. La mort est le point de vue de cette anamnèse qui fait parler en remontant la mémoire. Chez celui – qui est nécessairement un *autre* – la mort est une force qui interroge silencieusement, laissant venir aux mots une parole qui ne savait pas ce qu'elle dirait.

« Retour sur le retour », disait Lyotard dans un texte consacré à Joyce. Dans le prolongement immédiat de la parole de Lenehan à O'Molloy, Jean-François Lyotard écrit alors : « L'exode est peut-être un retour. Il est du moins la promesse d'un retour. Mais cette promesse reste – et doit rester – tenue comme une promesse, jamais réalisée. Moïse, Parnell : on meurt avant qu'elle soit remplie. L'avenir du retour reste recelé dans la promesse faite autrefois. Le paradoxe des temps est celui qui règle le travail d'une anamnèse : ce qui a été annoncé dans le passé, c'est qu'il y aurait de l'avenir pour l'attester. »

Jean-François Lyotard avait fort bien compris que la parole dans la cure psychanalytique reconduit à ces temps de la vie qui ne se coordonnent jamais sinon au travers des affects qu'ils portent avec eux. « Enfance est le nom que porte le temps perdu » d'une croyance que porte le temps de pouvoir faire confiance à la seule mémoire d'un passé. Ce qui compte, c'est *le mouvement du passé*. L'écriture entraîne le passé dans son propre mouvement de restitution de la « Chose ». « Anamnèse de la Chose », dira Lyotard. « Pas seulement de celle qui est le coup d'envoi d'une singularité dite "individuelle", mais de la Chose qui hante *la langue*, la tradition, le matériau avec, contre et dans lequel on écrit. » L'anamnèse est la seule mise en mouvement possible du passé, faisant remonter ce que l'écriture établissait et préservait dans l'oubli. La réécriture travaille avec – et contre – le refoulement et l'oubli.

On sait combien Lyotard – passionné par l'idée de la modernité si prompte aux contresens d'usage qu'insinuaient ses détracteurs – poursuit ici dans la façon qui est la sienne la démarche de la dialectique négative de Theodor Adorno, ou encore celle de Ernst Bloch et de Walter Benjamin. *Ré-écrire la modernité* ne saurait consister ni à identifier les crimes et les calamités ni non plus à se les remémorer comme s'il s'agissait une fois encore de se faire l'instrument du destin jusque dans cette récapitulation des avatars du « moderne ». Ré-écrire *la modernité*, c'est produire ce que la modernité contenait et masquait dans sa justification du moderne. « La postmodernité n'est pas un âge nouveau, c'est la réécriture de quelques traits revendiqués par la modernité, et d'abord de sa prétention à fonder sa légitimité sur le projet d'émancipation de l'humanité tout entière par la science et la technique. Mais cette réécriture, je l'ai dit, est à l'œuvre, depuis longtemps déjà, dans la modernité elle-même » (« Réécrire la modernité » *in L'inhumain*, p. 43).

« L'écriture est ce travail de témoignage d'une présence qui n'est pas le présent *de premier plan*, une fois pour toutes ; la présence aura été promise, l'écriture se consacre à ne pas l'oublier » (« Retour sur le retour » *in L'écrit du temps*, 19, p. 10). Je dirais plutôt que le présent d'une présence – celle d'une personne – ferait obstacle à la promesse non tenue et infantiliserait l'enfance. Le « travail de témoignage d'une présence » exige le mouvement tandis que rien ne peut être tenu dans les mains et nul ne peut jamais revenir en arrière. « On ne peut rien ravoir du passé », dit Bloom. « Comme de tenir de l'eau dans ses mains. Voudriez-vous revenir en arrière ? Recommencer tout. Voudriez-vous ? Vous n'êtes donc pas heureux chez vous, mon pauvre petit garnement ? » Bloom parle avec la voix de ses femmes-sirènes : toute femme signifie à l'homme qu'il ne saurait espérer, quelle que soit sa tentation, retrouver le maternel perdu formé par l'illusion d'un retour vers le bonheur. Il n'en est rien car l'homme a connu avec la femme cette parole vaine de son malheur et il ne pourra rien « ravoir ». J.-F. Lyotard ne saurait se contenter d'un concept supposé évolutionniste de la régression. Ce concept est, dirait-on, inadéquat à *ce retour sur le retour.* Certes n'a-t-on pas à lui faire le reproche d'ignorer la théorie du traitement psychanalytique. Le philosophe dit pourtant quelque chose d'essentiel – le paradoxe du temps pensé ici *au maximum.* C'est l'impossible subjectivité du temps.

Le texte de Jean-François Lyotard de 1988 *(Conférence prononcée au XIe Symposium International James Joyce)* commence ainsi : « Comment savoir que ce qui fait retour est bien ce qui avait disparu ? » C'est la question de la certitude du réapparaître. Qu'est-ce qui peut assurer que ce qui réapparaît avait déjà apparu, avait été là autrefois ? Est-on si certain de pouvoir reconnaître celui qui revient ? Il faut, dit Lyotard, un signe pour convaincre de la réalité de ce qui réapparaît et de l'identité de celui qui revient après avoir disparu. *Qu'est-ce qui dit qu'on ne rêve pas* ? Car les signes sont eux-mêmes incertains. Pour reprendre l'exemple des situations évoquées par Lyotard, c'est dans un rêve qu'Athéna a travesti Ulysse en vieillard. Celui-ci est ainsi rendu méconnaissable car il est, en quelque sorte, porteur d'une apparence faite dans le rêve d'Athéna. Lorsqu'il rentre au manoir d'Ithaque, le chien Argos qui l'attend depuis vingt ans le reconnaît à son odeur et la vieille nourrice Euryclée à sa cicatrice à la jambe. « Quant à Pénélope, experte à déjouer les prétendants, elle ne lui accorde foi que quand il s'avère connaître le bâti secret du lit conjugal. » « Les indices odeur, cicatrice, sexe, écrit Lyotard, sont des preuves par la chair. Seul Télémaque croit son père sur parole quand il lui déclare être Ulysse. La voix nominative est l'indice suffisant. Un fils reconnaît son père non pas à son corps, mais à son nom. » (« Retour sur le retour », p. 3.)

Autrement dit, l'identification *(Anerkennung)* de celui ou celle qui a disparu survient dans le mouvement de la parole en présence de l'autre qui doit se faire « aussi transparent que l'air » et qui ainsi peut, sous l'effet de la parole, absentiser sa présence. C'est à cette condition – littéralement *transférentielle* – que les disparus peuvent ainsi faire retour et livrer à la souvenance quelques-unes de leurs qualités corporelles-incorporelles (voix, geste, visage...). Car il ne suffit pas de dire que la survivance des revenants est de nature onirique et que leur aspect fantomatique correspond à leur « réalité » psychique, faut-il encore tenir compte de ces conditions de la mémoire régressive qui est seulement possible par la régression de l'analyste.

L'errance de Bloom – qui défait l'errance de l'épopée du héros Ulysse – fait de Dublin le terrain vague des restes diurnes. Dans cet état intermédiaire entre rêve et sommeil ou encore entre rêve et déambulation éveillée dans un rêve qui ne protège aucun sommeil, Bloom appartient à la ville mais il ne peut en être. « Il souffre, dit Lyotard d'une désaffection de la présence. Chaque *maintenant* évoque un *autrefois* ou une autre fois, chaque ici un *là-bas*. « Le *silent-monologue* » de Bloom qui « ne dit rien » (Eliot) fait se lever des voix-visages intérieurs qui à peine apparus, disparaissent. « Si l'Odyssée fait retour dans *Ulysse*, c'est dans l'absence » (Lyotard). « Alors que la belle forme classique se referme sur elle-même, et fait ainsi retour, qu'elle est en elle-même le retour, il est essentiel à l'écriture joycienne de placer le motif cyclique dans la règle de son dérèglement et de son inconsistance (*ibid.*, p. 5). Jean-François Lyotard a perçu que l'*epos* homérique créateur du héros poétique du récit comporte cette double détermination de l'*ailleurs* et de l'*arrière.* Cette double détermination engage le récit dans une « saturation de la présence » de telle sorte que le héros « accomplit son destin » sous le temps où il est un être affecté. L'*arrière* est la voix d'une temporalité qui localise l'anachronie du passé. Cet *arrière* ordonne l'*ailleurs* par lequel se font entendre les tonalités de l'affect ainsi qu'elles s'entendent seulement dans le rêve. Comme le notait Auerbach (et d'une autre façon Staiger), Ulysse n'est pas un homme qui a vieilli lors de son retour à Ithaque. Les corps héroïques subissent toutes les épreuves mais ils ne sont pas altérés.

La force de la contribution – en quelque sorte *exemplaire* – de Jean-François Lyotard sur James Joyce n'est pas seulement celle qui le conduit à faire venir le juif dans l'homérique mais c'est surtout celle de réécrire ce qu'il advient à l'épopée lorsqu'elle se délivre *dans la langue* du récit où s'effectue pour le héros le destin. L'arrière n'est pas une place structurant la situation de la parole : c'est sans doute *un site* encore que *personne* ne peut l'occuper sinon par imposture. Il en est de même du site du langage pour la situation psychanalytique. Il ne se remplit pas de l'occupation par la personne de l'analyste – la *personne* en présence étant ce qui ne peut prendre consistance psychologique d'un rôle d'interprétation à jouer. Chacun sur sa scène, rappelle Freud dans le texte sur les « Constructions dans l'analyse » : la situation analytique s'engendre d'une rupture de la communication.

Il est vrai que cette problématique de l'arrière – essentielle à ce mouvement du passé dans son propre « retour sur le retour » – ouvre, comme l'indique Lyotard sur *la question de la paternité du père et du fils*. Dedalus ne rencontre Bloom qu'au bordel et c'est une séparation. « La filiation paraît rompue, impossible. Le fils ne re-crée pas son père. Mais c'est précisément grâce à cet échec de l'identification que se fait connaître le vrai principe de la génération. L'authentique filiation exige la rupture, l'interruption du lien entre père et fils » (Lyotard). Au bordel, Bloom a donné à Zoé en entrant une pomme de terre qui a valeur de fétiche ou d'objet transitionnel lui permettant de « ravoir » sa mère. Cela se passe juste au moment où Dedalus rencontre Bloom au bordel. Bloom réclame à Zoé sa pomme de terre ! « Ce n'est rien mais tout de même c'est une relique de ma pauvre maman (...). C'est le souvenir qui s'y attache. Je voudrais bien la ravoir. » Le père est nostalgique de son retour à la mère. Serait-ce par la mère – relique nostalgique du père – que la paternité est possible. Mais alors le fils est déjà errant car les identifications au père sont déjà rompues.

Chapitre VIII

SUBSTANCE INFORME

Il a déjà été ici longuement question de l'informe. Il s'agissait plus précisément de nous rapprocher de l'informe dans la valeur qui lui est dévolue au regard du psychothérapeutique.

Dans sa conférence « De la psychothérapie » – présentée en 1934 aux étudiants de médecine d'Amsterdam et de Groningue[1] – Ludwig Binswanger esquisse une *phénoménologie transcendantale* de la *« situation psychothérapeutique »* et de l'*action* que celle-ci met en œuvre. Son projet est celui d'ouvrir à la *question : comment agit une psychothérapie ?* La psychanalyse est certes reconnue dans son apport décisif mais ce qui compte alors pour Binswanger, c'est de s'interroger sur les « fondements anthropologiques » de la rencontre entre le thérapeute et le patient – *cette rencontre qui ne saurait tenir dans les seules formules de la relation inter-personnelle ou du transfert et qui comporte donc le pouvoir d'une action échappant aux intentionnalités de la communication sociale.* La phénoménologie est en mesure de décrire ce qui se passe dans la relation à l'autre. Mais le recours à une phénoménologie non plus

1. Publiée en 1935 in *Vorträge und Aufsetze*, vol. I, traduit en français en 1971, par Jacqueline Verdeaux et Roland Kuhn, éd. de Minuit.

seulement descriptive mais transcendantale vise à se donner les moyens de comprendre la construction d'une situation psychothérapeutique où le *psychique agit sur le psychique* – quel que soit l'inconvénient ici de faire appel à semblable expression.

Le texte de Ludwig Binswanger est ancien et il serait justifié, à certains égards, de ne pas en surévaluer l'importance aujourd'hui. La clinique de cas réputés difficiles n'a-t-elle pas donné lieu à une très abondante littérature psychanalytique de nature technico-théorique et témoignant du travail du praticien avec son patient. Alors pourquoi solliciter encore une anthropologie phénoménologique de la situation psychothérapeutique ? Et par ailleurs, Freud n'a-t-il pas dès 1890, donné cette contribution sur « Traitement psychique (traitement d'âme) »[1] : où le rêve est appelé – avec le transfert – à désigner déjà les conditions de la *situation* découverte par l'hypnose. Le renoncement du malade à son autocratisme signifie qu'*il faut être deux pour guérir* et que la présence du thérapeute *en personne* doit être telle qu'il rend possible son « absentisation » sous l'effet de l'action psychique du patient.

Mais l'intérêt porté ici à la conférence de Binswanger sur la psychothérapie n'est pas dissociable de l'attention alors consacrée à la psychothérapie de la schizophrénie et au modèle psychopathologique de l'autisme.

La psychopathologie de l'autisme prend, de ce point de vue, une valeur tout à fait paradigmatique d'immédiate mise en échec de nos inférences intuitives consistant généralement à pouvoir percevoir et comprendre la vie psychique de l'autre à partir de notre propre vie psy-

1. « Psychische Behandlung (Seelen Behandlung) », traduction française in *Résultats, Idées, Problèmes I*, PUF, 1984.

chique. Avec le patient schizophrène l'étrangeté de ses pensées et de ses comportements désoriente nos capacités d'identification. Dans son acception la plus extensive, l'autisme est aussi bien celui du schizophrène que celui de l'hystérique ou encore du dormeur dans son rêve : il instaure une *étrangèreté* du « psychique » de l'*autre* de telle sorte que ce qui s'impose d'abord, c'est la non-communication et la non-compréhension. *On pourrait dire que c'est précisément là que s'instaure la situation psychothérapeutique.* Au maximum et surtout au plus intense de l'étrangèreté de l'autre, il s'agit de construire un espace pour une *rencontre.* La psychothérapie commence avec la difficile construction de cet espace. Ce qui est sollicité du thérapeute c'est qu'il abandonne ses propres schèmes familiers de représentation et qu'il se laisse défaire par l'angoisse de la rencontre. Binswanger restera fidèle à l'intuition husserlienne d'une subjectivité qui ne peut pas se constituer hors du phénomène humain d'un visage qui est *entre. Entre deux corps, entre deux humains* essentiellement incertains – pour ainsi dire précaires.

On comprend alors mieux que la *phénoménologie de la corporéité* soit au centre de la réflexion sur la constitution de la situation psychothérapeutique. Binswanger ne nie pas la prévalence accordée aux symptômes (notamment dans l'hystérie) mais ce qu'il recherche c'est la modalité selon laquelle le symptôme est l'expression du « repliement existentiel *hors* de la communication et dans le monde propre de la corporéité en particulier ». La notion de *Leibligkeit* (corporéité) peut s'entendre comme « corps vécu ». Mais elle renvoie au *phénomène du corps* tel qu'il se trouve engagé dans la rencontre psychothérapique et tel qu'il est *métaphoriquement* à l'œuvre dans le langage. La *« mise en image » – Verbildlichung* – correspond, selon Binswanger, à une telle mise en œuvre métaphorique du corporel dans la situation psychothérapeutique. Elle répond à la nécessité de réappropriation de l'existence.

Si on s'en tient seulement à ces indications touchant à l'articulation entre une corporéité de l'échange ayant lieu dans cette situation *(entre)* et, corrélativement par le langage (souvent dans le silence), la formation d'image nécessaire à la réappropriation subjective de l'existence, on conçoit déjà mieux que Binswanger choisisse de façon extensive l'autisme comme voie d'approche de la psychothérapie. N'est ce pas, en effet, l'*exemple même* de la manifestation d'une corporéité massive de la réalité psychique inaccessible à la connaissance psychologique commune. À cet égard on peut tenir pour des plus créatives les contributions psychanalytiques qui ont su chercher à décrire et à dénommer les *figures d'images* se formant dans la situation thérapeutique. *Figures d'images*, disons-nous en effet pour apprécier des esquisses de pré-représentation provenant de la sensorialité et de la motricité et constituant l'*ébauche d'un espace pour l'échange entre-deux*.

La pratique psychothérapeutique auprès d'autistes – ainsi qu'auprès de patients ayant recours à des « fonctionnements autistiques » d'enfermement et d'isolement psychiques – sollicite du praticien l'expérience d'un bouleversement immédiat de l'espace de son corps. La violence éprouvée dans le premier instant de la rencontre est un phénomène brut. Il impose d'abord une perception aussi juste que possible et une dénomination de la distance et des modalités figurales selon lesquelles le corps du thérapeute n'est pas acquise d'emblée. Et – tandis qu'elle tente de s'acquérir – elle se fait réception aux expressions discrètes de contact : ce sont des *expressions d'apparences* telles que l'imperceptible mouvement du regard, l'ébauche à peine d'un geste de l'immobilité, le bruit de la voix… Le corps du thérapeute – dont la présence fait effraction à distance dans l'espace ritualisé et fermé du sujet – est à la fois la désignation d'un lieu et la production d'une *membrane de résonance* visuelle et sonore. Ce lieu tente de devenir un *lieu polycentré* comme s'il devait à lui seul instaurer la situation et se constituer ainsi en *lieu polyscénique* d'engendrement de formes plastiques, en échange des ébauches de signes sensori-moteurs de contact. Les analystes qui travaillent avec de jeunes enfants autistes savent ce qu'il peut en être pour eux – à chaque rencontre – de l'auto-perception que sollicite leur présence. On pourrait dire que c'est de la sorte que s'instaure pour le praticien la situation analytique alors qu'aucun cadre ne peut être mis en place.

Ce *lieu de réception* majore non seulement les sensations kinesthésiques en présence de l'autre mais aussi les sensations de la peau comme si celle-ci se trouvait alors dotée d'une extraordinaire subjectivité de toucher à distance les apparences. On dirait que tout se passe comme s'il fallait trouver à cette distance – dans la mobilité des apparences – une invisible surface d'air pour la lenteur du temps.

En suivant ici les remarquables descriptions de Geneviève Haag[1], on retrouve la force singulière d'*images autochtones* du « phénomène peau », donnant à voir le « double feuillet », l'être-pareil, le « contact-dos ». Valeur de réintégration du regard et donc déjà plus que simple zone corporelle : ce qui s'y désigne à titre d'ébauche, c'est l'intuition d'un temps d'échange. On comprend que le clinicien – qui ne doit pas perdre sa mobilité interne par une attention trop exclusive ou fascinée aux signes – cherche à reconnaître des formes matérielles premières

1. G. Haag, « Autisme infantile précoce et phénomènes autistiques », in *Psychiatrie de l'enfant*, XXVII, 2, 1984 et « De l'autisme à la schizophrénie », in *Topique*, 35-36, 1983.

dans ces bruits de voix, dans ces apparences de gestes nées de l'immobilité ou encore dans ces manifestations brutes d'un affect. Lorsque Geneviève Haag parle de cette « amputation du pourtour de la bouche chez les enfants autistes, participant de manière variable à leur mutisme ou leurs défauts articulatoires mais surtout particulièrement révélée lors de la récupération, lorsque les enfants se mettent à toucher beaucoup d'objets avec ce pourtour de leur bouche en se penchant sur eux et en se tamponnant cette même zone avec d'autres objets qu'ils y portent avec leurs mains » – le corps de l'enfant autiste *rend visibles*, par une sorte de dessin sur le corps du thérapeute, les invisibles figures de l'espace en voie de s'ouvrir à la présence de l'autre. Jamais on ne ressent aussi fortement soi-même la verticalité, l'horizontalité, le dos, l'avant, le côté, l'arrière. Chaque esquisse de geste extrait de l'immobile n'est pas tant symbolisante qu'une production d'informe à l'œuvre dans la figure d'images.

Dans un article qu'elle consacre aux « Exemples de formes autistiques dans psychopathologie de l'enfant », Francès Tustin[1] de son côté parle de la « sensation corporelle de ces formes » issues de l'impression des objets, en deçà de leur représentation objectivante et discursive. La production de ces formes *(shapes)* issues chez le tout jeune enfant de sensations de ses « substances corporelles molles » (excréments, urine, morve, salive, lait) est de toute première importance ici parce que la forme-substance corporelle est, pour ainsi dire, auto-engendrée par de l'informe qui est la modalité d'échange avec le psy-

1. In *International Review of Psychoanalysis*, 11, 1984. Ce texte est traduit dans *Le trou noir de la psyché*, Le Seuil, 1989. Dans ce volume, on peut aussi se rapporter au chapitre « Formes associées à l'émergence hors de l'autisme psychogénétique ».

chothérapeute. C'est à celui-ci que revient la création d'images inédites à partir de sa propre régression onirique. De ces formes sensorielles, Tustin dit que « tout en continuant à surgir spontanément, elles deviennent autogénérées ». Elle poursuit : « Dans le développement normal, cette tendance à produire des formes sera vite associée aux formes réelles des objets réels [...] Les "formes sensuelles" normales sont les éléments de base du fonctionnement affectif et cognitif. Si les choses se passent mal à ce stade, alors on peut s'attendre à d'énormes problèmes. C'est ce qui est arrivé aux enfants autistes [1]. »

Le travail de F. Tustin éclaire très concrètement ce qu'on peut appeler un *auto-érotisme des formes sensorielles (ou sensuelles)*. Lorsque l'enfant se barbouille le corps de ses propres excréments, il s'agit bien d'une jouissance mais cette jouissance est attribution de peau au moyen des sensations de formes-substances. « C'est l'*impression* d'une forme qu'obtiennent ces jeunes enfants sur des surfaces de leur corps. » Ces *surfaces* ne constituent pas encore la peau comme source différenciée de plaisir auto-érotique : ce sont des surfaces d'impression génératrices de formes sensorielles/sensuelles. Il ne s'agit pas encore de la découverte de la peau comme organe de plaisir mais seulement d'*une surface capable de produire de la peau*. Il faudrait même ajouter qu'une telle surface « endodermique » est une surface du ressentir qui fera de la peau un organe sensoriel, voire une zone érogène. Les bulles de salive dans la bouche et de morve dans la respiration du nez ont, selon Tustin, la même fonction – cette fois comme processus de création de cercles. Les formes imaginent les trous du corps à partir des sensations produites.

Les descriptions cliniques de Francès Tustin ne sauraient

1. Article cité.

se lire comme s'il s'agissait de relater des faits de comportements. La perception du thérapeute ne lui livre pas des formes sensorielles à l'état constitué. Ces formes en formation comportent chez l'autiste la sensation du corps de l'autre – généralement terrifiant – la tentative d'un contact avec son apparence. Et la réception de ces formes par le corps du thérapeute n'accorde pas non plus à celui-ci un matériel qui serait à interpréter mais plutôt un matériau d'imagination de la métaphore avec laquelle il travaille et il tente d'échanger. C'est dire que les perceptions changeantes que le thérapeute a de ses propres « images » le placent lui-même dans l'incertitude de l'action de sa présence. Et s'il n'est pas aisé de décider à l'avance de l'effet de cette action, au moins sait-on que ce qui est ici à l'œuvre, c'est la construction d'un espace de communication.

L'intérêt porté par Viktor von Weizsäcker *au cercle de la forme (Gestaltkreis)* lui faisait privilégier – au niveau de l'organisme vivant – la production sensori-motrice de formes entrant dans les schèmes d'imagination requis par le médecin-psychothérapeute auprès de ses malades somatiques lorsque ceux-ci, incapables d'exprimer autrement que de façon banale les maux dont ils se plaignent, font appel au thérapeute pour qu'il se donne en lui-même une *image*. Dans sa contribution sur « Événement corporel et névrose » *(Körpergeschehen und Neurose)* Viktor Weizsäcker livre – notamment au travers d'une observation – l'essentiel d'une approche clinique thérapeutique qui consiste à mettre l'accent sur un *dessin de l'image en formation*. Il s'agit ainsi d'une véritable *guérison par la forme dans ce qu'elle a d'informe* : le patient est, dans son corps et dans sa parole auprès du médecin, à la recherche de l'image propre à donner forme agissante à son propre mal. Le médecin est thérapeute s'il se dispose par sa subjectivité corporelle à accorder tous ses sens – et d'abord le toucher en relation avec la vue et avec l'ouïe – à la souffrance du malade là où il n'a aucun mot pour l'exprimer. Ainsi le thérapeute aide le malade à former l'ébauche d'une image psychique qui émane de la partie la plus désespérée et la plus déshéritée de lui-même. Et cette image – médiatrice et transitionnelle – emprunte une forme plastique/graphique pour agir en retour comme la ressource d'un langage primitivement sensoriel. L'engendrement de la forme par la forme désigne ainsi un processus de l'informe désobjectivant les corps en présence et réinstaurant l'autre dans un transfert auto-érotique où a lieu un invisible échange par la forme. Ce que von Weizsäcker a su comprendre c'est précisément que l'espace de la consultation thérapeutique se constitue par engendrement auto-érotique d'une forme se formant d'elle-même et se transformant – pour autant que le thérapeute ne se fige pas dans une attitude et qu'il acquiert auprès de son patient la mobilité de ses *aspects*.

Les tentatives théoriques qui ont été produites pour exprimer cet échange de formes dans le processus de l'informe ainsi que la relation qu'entraîne ce processus *entre patient et thérapeute*, mettent en cause le discours théorique lui-même. Et si ce discours est, dans la psychanalyse, médiatisé par l'énonciation du contre-transfert, il n'en est pas moins marqué par une certaine abstraction de la représentation des rôles imaginaires, des intentionnalités de pensée, des affects éprouvés. C'est pourquoi il apparaît d'autant plus justifié de se tourner ici vers une œuvre d'artiste s'étant réclamée non seulement de la désobjectivation de l'art mais aussi d'une véritable *volonté clinique et thérapeutique*. Cette œuvre est celle de Lygia Clark qui est, sans doute, l'une des plus remarquables pour avoir recherché ce qu'on peut appeler la *mise en œuvre de l'informe* dans la « communication » sensorielleimaginaire agissant entre les corps dans le langage – ou plutôt dans l'*envers des mots*.

Repartons de ses *Bichos* (Bêtes) – titre qu'elle donne à ses œuvres dès 1960 – qui sont, dit-elle, chacune « une entité organique qui se révèle totalement en dedans de son temps intérieur d'expression, possédant des affinités avec le mollusque et le coquillage »[1]. S'il convient d'appeler « sculptures » ces *Bichos*, on peut alors les décrire comme des structures articulées, en aluminium dont la manipulation manuelle donne la sensation active de possibles illimités. Mais Lygia Clark conçoit ces formes « organiques » comme dépourvues d'*envers* – le seul « envers » pouvant être le leur étant celui dont les mots disposent lorsqu'ils imaginent de telles créatures. Est-ce que ce sont encore des « objets » ? À certains égards, oui. Mais la labilité des identités qui pourraient les faire nommer échappe à la moindre catégorisation. Le *Bicho* sollicite l'activité de celui qui est en contact avec ses formes et ces formes engendrent des mouvements propres : « Le *Bicho* a un circuit de mouvements propre qui réagit aux stimulations du sujet. » La contrainte imposée par la structure des *Bichos* et leur matériau n'est pas une limitation de liberté pour celui qui en éprouve la sensorialité *en mouvement*. Cette contrainte équivaut à celle du cocon détenteur des possibles ; elle peut, il est vrai, enfermer le *moi* dans une « existence abstraite ». La recherche par Lygia Clark d'un « être vivant ouvert à toutes les transformations » la conduit à concevoir *Le Dehors est le dedans* qui se vide de toute illusion d'intério-

1. Lygia Clark, co-édition Fondacio Antoni Tapies, Barcelone ; MAC Galeries Contemporaines des musées de Marseille ; Fondaçao de Serralves, Porto ; Société des Expositions du Palais des Beaux Arts, Bruxelles ; Rmn, Paris, 1997, p. 121.

rité et qui exclut, par une sorte d'opacité de la transparence, à la fois sujet et objet, discours d'accompagnement qui attarde le temps, spectateur-auteur. La forme est un processus vivant organique : il n'y a rien d'autre que cela qui puisse se dire *action.* « L'espace appartient au temps continuellement métamorphosé par l'action » : en termes de réalité corporelle du psychique, *agir est l'instant de venue d'une forme vivante et organique aussitôt disparue.* C'est pourquoi les notions et concepts psychologiques conviennent bien peu à l'artiste pour mettre en œuvre l'instantanéité d'une transformation. Pour Lygia Clark qui connaît les écrits de Mélanie Klein et de Winnicott, il faut aller jusqu'à soustraire des concepts leur contenu représentationnel et ne conserver que les actions-mouvements. La critique adressée par l'artiste à ces psychanalystes – sans pour autant renier l'apport de la psychanalyse à son œuvre – est d'autant plus intéressante qu'elle participe chez elle d'une remise en cause radicale des représentations spatiales et temporelles dans lesquelles l'homme se projette en s'isolant de façon abstraite et en s'aliénant. Qu'il s'agisse d'*« objets »* ou de relation inter-personnelle, L. Clark s'interroge sur la fonction de ces concepts mis au service du discours pour éloigner, pense-t-elle, l'expérience du monde dans le rêve et dans l'échange avec l'autre. *« La mort du plan »* signifie pour l'artiste – dans toutes ses conséquences – cette autre façon d'être « le dedans et le dehors, l'endroit et l'envers ». Et toute rencontre humaine – dans sa signification existentielle – passe par une véritable *désubstantialisation de l'objet* : on aimerait ajouter que la désobjectivation de l'objet par L. Clark ouvre au devenir-substance des processus de forme entre-corps. Dans son excellente présentation de l'œuvre de Lygia Clark, Thierry Davila écrit : « La *désubstantialisation de l'objet* passe aussi par une transformation de sa fonction psychique inscrite au cœur du bouleversement de son statut artistique. Il n'est plus le lieu d'une projection de la part du spectateur – comme peuvent l'être la sculpture ou la peinture en un sens très classique –, mais un moyen d'action, un point par lequel s'effectue un trajet, un parcours... [1] »

Ce « trajet » est porté par le *Caminhando (Cheminant)* dont Lygia Clark dit qu'il est pour elle « le premier passage de mon moi vers le monde ». « Je perçois, ajoute-t-elle, la totalité du rythme, du football sur la plage jusqu'à Mozart. » Les matières-objets sont des œuvres à même la reconnaissance simple par les humains de leur *« précarité »*. La « poétique transférentielle » exclut toutes formes de sédimentation du sens : à l'instar de Binswanger on parlerait de ces « directions de signification » que sont les mouvements constitutifs de l'espace du rêve (s'élever, descendre, s'éloigner, se rapprocher...) qui donne véritablement l'indication de mise en contact de soi avec le monde. L. Clark relate l'un de ses rêves ouvrant au *Caminhando* : « ...à l'intérieur, qui est l'extérieur, une fenêtre et moi. À travers cette fenêtre, je veux passer à l'extérieur, qui pour moi est l'intérieur. Quand je me réveille, la fenêtre de la chambre est celle du rêve, l'intérieur que je cherchais est l'espace du dehors » [2]. Un *Caminhando* est « un itinéraire intérieur, en dehors de moi ». Ainsi que l'écrit Thierry Davila, « avec *Caminhando*, l'œuvre n'existe qu'à l'instant même où se produit l'acte de la faire, elle n'est que temps – temps d'agir – et que relation – rapport entre un support papier et son manipulateur » [3].

1. In *L'art médecin*, catalogue de la Réunion des Musées Nationaux, Antibes, 1999.

2. Lygia Clark, *op. cit.*, p. 164.

3. Thierry Davila, *op. cit.*, p. 191.

Situant ainsi la mise en œuvre de ses « sculptures » toujours *à la frontière mouvante des transformations de la rencontre humaine*, Lygia Clark choisit volontairement des matières communes (plastique, caoutchouc, instruments d'usage courant, filets, fils débobinés...) comme si devait se dire ainsi le matériau de déchet du déshumain dans l'humain. Alors, c'est au corps que revient l'intensification des sensations de l'autre par lesquelles se forme un soi-monde qui n'est autre que « organisme vivant ». « L'homme est, en l'occurrence, un organisme vivant. Il incorpore le concept de l'action à travers une expression gestuelle. Il cesse d'être l'objet de lui-même pour devenir l'objet de l'autre, reliant le processus d'introversion à celui d'extraversion. Il inverse les concepts maison et corps. Maintenant le corps c'est la maison. C'est une expérience communautaire. Il n'y a pas de régression car il y a ouverture de l'homme vers le monde [1]. »

Alors que les productions en action de Lygia Clark pourraient solliciter l'expression d'« expérience régressive », il est d'autant plus remarquable que l'artiste en réfute jusqu'à la notion et, de la sorte, l'entraîne à dériver en lui faisant subir un approfondissement. Car si c'est le matériau psychique qui déstabilise le rapport objectivant moi-autre et moi-monde, c'est ce même matériau (du) psychique qui se réalise dans des métaphores concrètes du lien et de l'action qui s'échange pour la transformation des expériences subjectives de chacun. Avec la *Bave Anthropophage* (1973), il est impossible aux participants de maintenir l'identité formelle d'un moi-corps, voire d'une image de son propre corps. C'est une agitation de flux de salive réalisés par des fils enchevêtrés et enchevêtrants, des sensations mélangées de bouches et de mains, de plis et de

1. Lygia Clark, *op. cit.*, p. 248.

replis qui ne sont jamais des lignes démarquant les dehors et les dedans. La bête vivante est, cette fois, amplifiée dans sa démesure révélatrice de puissantes forces d'action. Tout se passe comme si. – pour voir l'action psychique des corps entre eux – il fallait d'abord laisser dégorger une sorte de substance métaphorique de la communication que généralement refoulent les individus lorsqu'ils cherchent à communiquer entre eux. Une telle matérialisation par la métaphore agie a pour effet de mettre au jour tout ce qui se passe entre personnes et que celles-ci, pour être des personnes, doivent éviter. Ce qui faisait dire à la psychanalyste Suely Rolnik que « le défigement des formes » constituées de l'inter-subjectivité passe par « la conquête d'une fluidité dans les processus de subjectivation (...) par le grouillement du travail souterrain des forces/flux de notre bête, germination qui s'opère en silence et qui demande un corps qui vienne l'incarner (...) ». Il est juste de dire que Lygia Clark « nous propose un mode anthropophage de subjectivation : la bête dévorant l'homme ». Mais la limite d'une telle formule ouvre à cette mise en œuvre de l'informe. En effet, la *bave anthropophage* ne commande pas l'imagination d'une bête monstrueuse : elle appartient au bruit des humains lorsqu'ils cherchent à communiquer entre eux et le processus de subjectivation qu'elle porte matérialise une corporéité de la parole jusqu'à son hyper-subjectivité.

Relatant une « séance » du 15 mai 1994 à São Paulo, Suely Rolnik note de son expérience de la *Bave Anthropophage* : « Couchée par terre les yeux bandés (...) Perte totale de références, appréhension, inquiétude. Je me livre. Des morceaux de corps sans images se détachent, prennent de l'autonomie et commencent à agir sur moi : des bouches anonymes abritent des bobines de machines à coudre, dont les fils enduits de salive sont bruyamment déroulés par des mains également anonymes, pour être ensuite déposés sur mon corps. Couverte peu à peu des pieds à la tête par un enchevêtrement de fils, composition improvisée des bouches et des mains qui m'entourent (...) je commence à être cet enchevêtrement-bave. Le son des bobines se dévidant dans les bouches s'est arrêté. Les mains alors s'entrelacent à cette espèce de moule humide et chaud qui m'enveloppe pour le retirer, jusqu'à ce qu'il n'en reste plus rien... [1]. »

Dans ses *Notes*, Lygia Clark se montre elle-même extrêmement surprise par la ressource anthropophagique de l'expérience de la Bave. C'est pour elle aussi le temps de constater que la fantasmatique de semblable expérience – proche de rituels religieux qui restituent le sens du thérapeutique – fait d'autant mieux apparaître tous les décalages qui existent à l'intérieur d'une vie (rapport de l'enfant et de l'adulte) et avec celui qu'on nomme son « semblable ». Alors devrait-on convenir – comme le faisait remarquer incidemment Lygia Clark – que le thérapeute cesse de pouvoir être thérapeute s'il perd l'imagination perceptive de ses rêves qui donnent à voir ce qui ne se voit plus lorsque les hommes, parlant ensemble, se referment sur la compréhension de leur relation.

1. Suely Rolnik, *Folia de São Paulo*, 4 décembre 1991.

Table des matières

Achevé d'imprimer
sur les presses numériques de Dupli-Print (95)

Imprimé en France